Fatma Chaker
Mohamed Derbel
Fatma Khanfir

# Kit didático de amamentação

Fatma Chaker
Mohamed Derbel
Fatma Khanfir

# Kit didático de amamentação

ScienciaScripts

**Imprint**
Any brand names and product names mentioned in this book are subject to trademark, brand or patent protection and are trademarks or registered trademarks of their respective holders. The use of brand names, product names, common names, trade names, product descriptions etc. even without a particular marking in this work is in no way to be construed to mean that such names may be regarded as unrestricted in respect of trademark and brand protection legislation and could thus be used by anyone.

Cover image: www.ingimage.com

This book is a translation from the original published under ISBN 978-620-6-71938-0.

Publisher:
Sciencia Scripts
is a trademark of
Dodo Books Indian Ocean Ltd. and OmniScriptum S.R.L publishing group

120 High Road, East Finchley, London, N2 9ED, United Kingdom
Str. Armeneasca 28/1, office 1, Chisinau MD-2012, Republic of Moldova, Europe
Managing Directors: Ieva Konstantinova, Victoria Ursu
info@omniscriptum.com

Printed at: see last page
**ISBN: 978-620-8-60465-3**

Conteúdo

# 1 INTRODUÇÃO

O aleitamento materno tem benefícios para os bebés, para as mães e para a sociedade. O aleitamento materno precoce e exclusivo é uma das medidas cruciais para garantir a sobrevivência dos bebés. De acordo com as recomendações da Organização Mundial de Saúde (OMS) e do Fundo das Nações Unidas para a Infância (UNICEF), recomenda-se que as crianças comecem a ser amamentadas assim que nascem e que sejam exclusivamente amamentadas durante os primeiros seis meses de vida, e que o AM seja prolongado até aos 2 anos de idade através da adição de alimentos complementares adequados(1).

A nível mundial, a prevalência do aleitamento materno exclusivo aumentou de 40% em 2018 para 48% em agosto de 2023, de acordo com a OMS (2) . Em 2012, a OMS estabeleceu uma meta global de nutrição para aumentar a taxa aleitamento materno exclusivo aos 6 meses para pelo menos 50% até 2025 e pelo menos 70% até 2030 (1,3).

No entanto, na Tunísia, esta taxa não ultrapassou 13,5 % entre 2018 e novembro de 2023 (4).

Para responder a esta baixa prevalência, é necessário identificar uma série de factores. As mães que amamentam enfrentam muitos desafios complexos durante a amamentação. Para além disso, a falta de apoio dos profissionais de saúde está associada à continuação do AM. As parteiras estão na linha da frente desta questão. No entanto, a educação sobre o aleitamento materno não é frequentemente tida em conta na formação dos profissionais de saúde. Além disso, na nossa prática, não existe uma abordagem normativa para a gestão do AM pós-parto (3).

Além disso, segundo o INPES (Institut National de Prévention et d'Education pour la Santé), o declínio do aleitamento materno está ligado à falta de conhecimentos, de informação, de sensibilização e de apoio às mães, bem como à falta de auto-confiança para amamentar exclusivamente. De facto, a confiança das mulheres na amamentação desempenha um papel fundamental na prevenção do desmame precoce. Por outras , qualquer falta de autoconfiança conduzirá a queda nas taxas de amamentação(5,6).

Por este motivo, as mulheres devem receber apoio qualificado em matéria de aleitamento materno durante a gravidez e no pós-parto por parte dos profissionais de saúde(7). Feito isto, é necessário melhorar os seus níveis de conhecimento e autoconfiança para amamentar com sucesso. Estes são factores que podem ser influenciados por programas educativos (5).

Este facto realça a importância de melhorar as estratégias de gestão centradas na informação e educação das mulheres que amamentam, particularmente as que estão em maior risco devido a conhecimentos inadequados e baixa autoestima, de modo melhorar a base de conhecimentos e as taxas de AM para garantir a sustentabilidade desta importante prática.

Neste contexto, realizámos um inquérito junto de um grupo de mulheres que amamentam com os seguintes objectivos principais

-Oferecer um kit específico de ensino sobre aleitamento materno centrado nos conhecimentos e no sentido de auto-eficácia das mães.

Os objectivos secundários foram:

- Avaliar os níveis de conhecimentos sobre aleitamento materno e de auto-eficácia entre as mulheres que amamentam no início do pós-parto.

-Explorar os factores associados aos conhecimentos sobre aleitamento materno e aos sentimentos de auto-eficácia.

## 2 MATERIAIS E MÉTODOS

### *1. Metodologia*

**1)** ***Tipo de estudo***

O objetivo deste estudo transversal descritivo e analítico foi avaliar os conhecimentos e os sentimentos de auto-eficácia das mulheres que amamentam em relação ao aleitamento materno no pós-parto precoce, com vista a propor um kit de ensino.

**2) Local e duração do estudo**

O estudo decorreu no sector do pós-parto precoce da maternidade do Centre Hospitalier Universitaire (CHU) Hedi Chaker em Sfax.

O nosso estudo foi realizado durante um período de 1 mês, de 20 de janeiro de 2024 a 20 de fevereiro de 2024, para distribuir e recolher as respostas aos questionários.

**3) População do estudo e amostragem**

**População-alvo:** mulheres pós-parto que deram à luz ou estão a amamentar

- **População de origem:** puérperas em trabalho de parto e lactantes hospitalizadas na maternidade do CHU Hedi Chaker, Sfax.
- **Amostra:** Para realizar o nosso estudo, recrutámos 180 mulheres nos serviços de pós-parto da maternidade CHU Hedi Chaker em Sfax.

Para calcular a dimensão da amostra, utilizámos a seguinte fórmula:

$$N = t^2 x\ p\ x\ (1-p)/m^2$$

- **t**: Nível de confiança (o valor típico para o nível de confiança de 95% será 1,96)

- **p**: proporção estimada aleitamento materno exclusivo até aos 6 meses=13,5
- **m**: margem de erro (geralmente fixada em 5%)

$$N=1{,}96^2\ x\ 0{,}135\ x\ (1-0{,}135)/0{,}05=180$$

- **Método de amostragem:** amostragem não probabilística de conveniência

**4) Critérios de inclusão**

O nosso estudo incluiu: Todas as mães que amamentam internadas no serviço de pós-parto precoce da maternidade do CHU Hedi Chaker Sfax, independentemente da via de parto, da idade gestacional ou da paridade, que estavam presentes no momento do inquérito e que aceitaram responder ao nosso questionário.

**5) Critérios de não-inclusão**

Não incluímos :

- Mulheres que se recusaram a responder ao nosso questionário.

- As mulheres não foram admitidas no serviço pós-parto do CHU Hedi Chaker Sfax.
- Mulheres que tenham tido um nado-morto, um parto de nado-morto ou um bebé internado na unidade neonatal.
- Mulheres que têm contra-indicações para a amamentação como forma de medicação.

**6) Critérios de exclusão**

Todas as respostas incompletas foram excluídas do nosso estudo.

## II. Método de avaliação e fontes de dados

### 1) *Instrumentos de medição e recolha de dados*

Para recolher os dados, utilizámos um questionário anónimo, auto-administrado e normalizado (Anexo A). Foi escolhido como método de investigação para atingir os nossos objectivos.

### 2) *Descrição do questionário*

O questionário foi administrado em árabe para facilitar a compreensão por parte de algumas mulheres com habilitações literárias limitadas. Foi dada uma explicação clara às participantes analfabetas, utilizando uma linguagem apropriada, e as escalas foram traduzidas para árabe e validadas. O questionário foi preenchido pela própria investigadora (parteira estudante):

O nosso questionário está redigido em francês e é composto por 7 partes:

- **Dados sócio-demográficos**

Esta secção destina-se a identificar a mulher que vai dar à luzidade, origem, nível de escolaridade, nível socioeconómico, profissão e hábitos prejudiciais à saúde.

- **História obstétrica e amamentação**

Sexo, paridade, amamentação anterior, duração da amamentação anterior, dificuldades e nível de satisfação das mulheres durante a experiência de amamentação anterior.

- **Gravidez atual**

Acompanhamento pré-natal, pessoa responsável pelo acompanhamento, modo e duração parto, número de crianças nascidas e peso do recém-nascido.

- **Experiência atual em aleitamento materno**

Educação e fontes de informação sobre amamentação, intenção de amamentar, duração esperada e método de amamentação, início da amamentação, razões para não amamentar, hora da primeira pega, introdução de leite artificial e apoio ao nascimento.

- **Avaliação dos conhecimentos sobre aleitamento materno entre as mulheres que amamentam**

Os conhecimentos das mães sobre foram avaliados utilizando uma versão em árabe do Breastfeeding Knowledge Questionnaire Short Form: BFQK-SF (BFKQ-FORM-A) (8).

A escala BFKQ-SF de 16 itens foi traduzida e validada com mulheres libanesas em 2016 a partir do BFKQ original de 20 itens em inglês.

A versão árabe tem uma fiabilidade aceitável, semelhante à do instrumento original, e abrange uma gama de práticas óptimas de aleitamento materno, sendo as respostas codificadas como "verdadeiras" ou "falsas".

O questionário árabe de conhecimentos sobre aleitamento materno BFKQ-Sf utilizou várias dimensões relativas à informação sobre o início do AM na maternidade, aos factores que favorecem o início do aleitamento materno, aos sinais de sucção eficaz, aos sinais excitação do recém-nascido, bem como às atitudes a adotar em relação à alimentação e ao repouso. Outras questões diziam respeito ao regresso a casa e à continuação do aleitamento materno, bem como aos benefícios do aleitamento materno.

As respostas verdadeiras receberam um ponto cada. Cada participante recebeu um total de dezasseis pontos para calcular uma pontuação. Esta pontuação foi utilizada para classificar o nível de conhecimentos dos participantes em 4 grupos(8) :

- Pontuação <9: baixa.
- Pontuação entre 9 e 11: média.
- Pontuação entre 11 e 14: bom.
- Pontuação entre 14 e 16: muito bom.

Também avaliámos os conhecimentos das mulheres sobre :

- Alimentação do bebé quando a mulher está no trabalho ou fora de casa
- Prazo de validade do leite materno à temperatura ambiente
- Como parar de amamentar no final de uma mamada
- Posições de amamentação.

**-Avaliação da auto-eficácia da mulher em relação ao aleitamento materno**

Utilizámos uma escala curta de auto-eficácia para o aleitamento materno: BSES-SF (Breastfeeding Self-Efficacy-Scale-Short Form). Esta escala inclui a prescrição da mãe sobre a sua capacidade de amamentar. A escala foi traduzida e validada em 2023 numa amostra de mães dos Emirados Árabes Unidos.

A BSES-SF é uma escala unidimensional a ser preenchida, com 14 itens, organizados em dois domínios, pensamentos técnicos e intrapessoais, apresentados de forma positiva e precedidos da frase "Eu posso sempre". É pontuada numa escala de tipo Likert de 1 a 5, em que 1 indica "discordo totalmente" e 5 significa "concordo totalmente", com uma pontuação mínima de 14 e máxima de 70 pontos. Pontuações mais elevadas indicam níveis mais elevados de auto-eficácia no aleitamento materno. A pontuação total foi calculada através da média dos itens respondidos, multiplicando por 14 e arredondando(6,9).

**-Sugestões das mulheres que amamentam relativamente ao tipo e método de educação em aleitamento materno**

**3) Entrada e análise de dados**

Os dados foram analisados com recurso ao software SPSS versão 26 (Statical Package for the Social Science) com um intervalo de confiança de 95% e índice de significância de p inferior a 0,05. Os resultados foram apresentados com recurso ao Microsoft Office EXCEL versão 2019:

**-Estatística descritiva**: Para as variáveis qualitativas, utilizámos frequências e percentagens. Para as variáveis quantitativas, utilizámos médias e desvios-padrão.

**-Estatística analítica**: Foi efectuada uma análise analítica utilizando o teste ANOVA com um nível de significância de 5% ($p < 0,05$). Um intervalo de confiança de 95% é considerado significativo para estudar as relações entre as variáveis.

Os resultados foram apresentados sob a forma de gráficos e quadros.

## III. CONSIDERAÇÕES ÉTICAS Considerações éticas

O nosso estudo não levanta problemas éticos, uma vez que não afecta nem os princípios éticos nem a vida pessoal das mulheres.

Durante o nosso estudo, o anonimato e a confidencialidade foram respeitados.

Obtivemos a autorização escrita do chefe do serviço de maternidade do CHU Hedi Chaker Sfax.

Respeitando as expectativas e as normas do estudo, os resultados só serão utilizados para responder à nossa questão de investigação. (Apêndice B)

# 3 RESULTADOS

**I. Apresentação da população**

A população do estudo era constituída por 180 mulheres que preenchiam os critérios de inclusão, tinham dado à luz no CHU Hedi Chaker Sfax e recrutadas por conveniência durante o período de 20 de janeiro a 20 de fevereiro de 2024, através de um questionário administrado no departamento pós-parto.

**II. RESULTADOS DO INQUÉRITO Resultados do inquérito**

**A. *Estudo descritivo***

**1. Dados sócio-demográficos**

**1.1. Idade**

A idade média foi de 31 anos [18-44] e o desvio padrão de 5,234. Mais de metade das mulheres que deram à luz (56,1%) tinham idades compreendidas entre os 25 e os 35 anos (Figura 1).

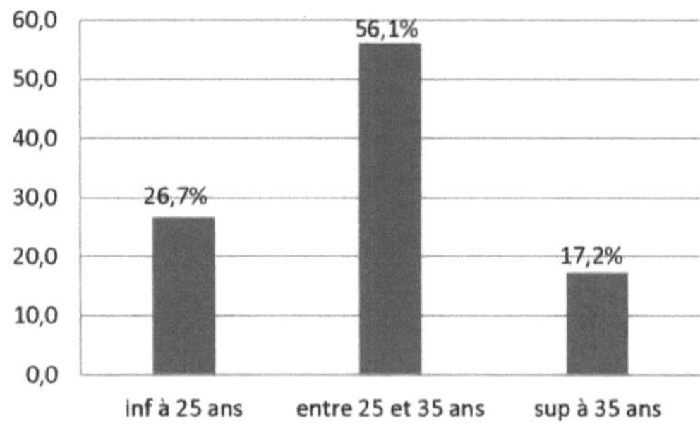


**Figurai: Repartição das mulheres por idade**

**1.2. Origem**

Na nossa população, 56% das mulheres eram de zonas rurais e 44% eram de zonas urbanas (Figura 2).

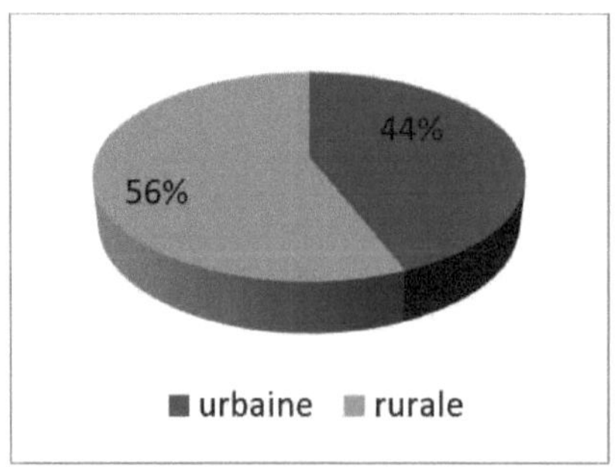

**Figura 2: Repartição das mulheres por origem**

### 1.3. Nível de educação

Na nossa série, 53% das mulheres tinham continuado a sua educação até ao nível secundário (Figura 3).

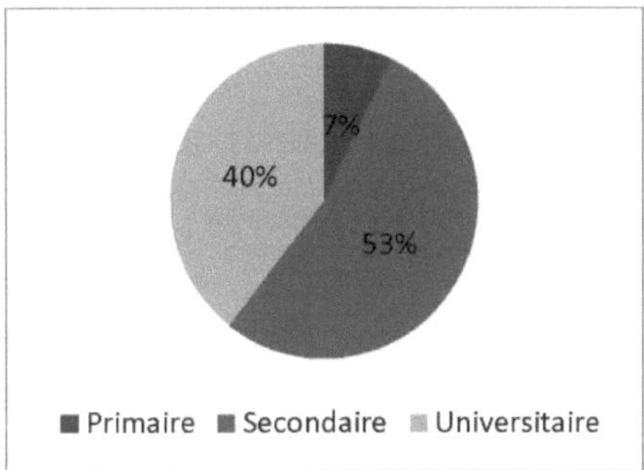


**Figura 3: Repartição das mulheres por nível de ensino**

### 1.4. Nível socioeconómico

Das mulheres inquiridas, 88% provinham de um meio socioeconómico médio (fig. 4).

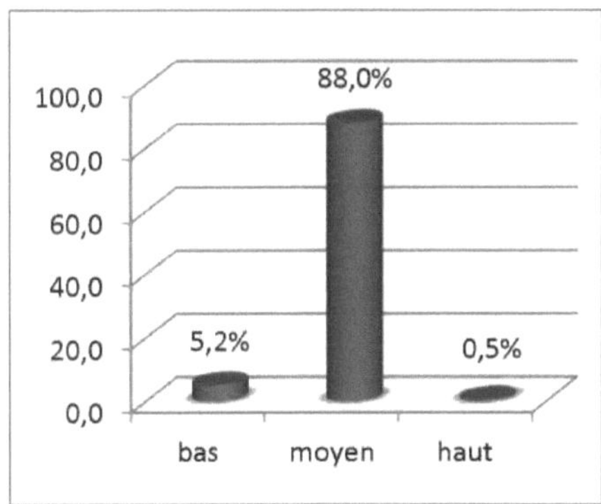


**Figura 4: Repartição das mulheres por nível socioeconómico**

### 1.5. Profissão

As donas de casa representavam 72% da série, enquanto 28% estavam empregadas (Figura 5).

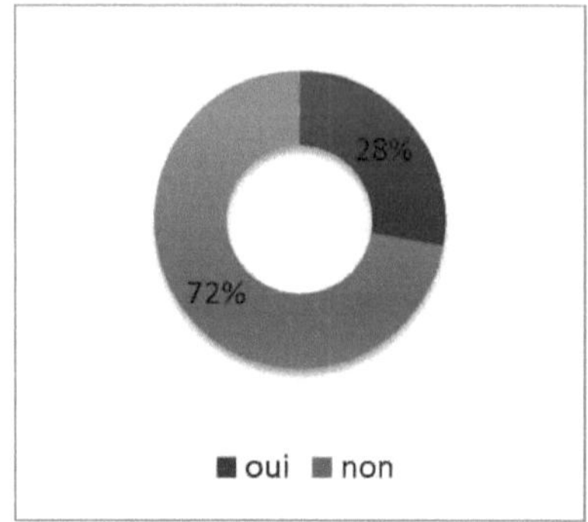


Figura 5: Repartição das mulheres por profissão

### 1.6. Hábitos nocivos

Não observados hábitos nocivos em 97% das mulheres, embora 3% fossem fumadoras (Figura 6).

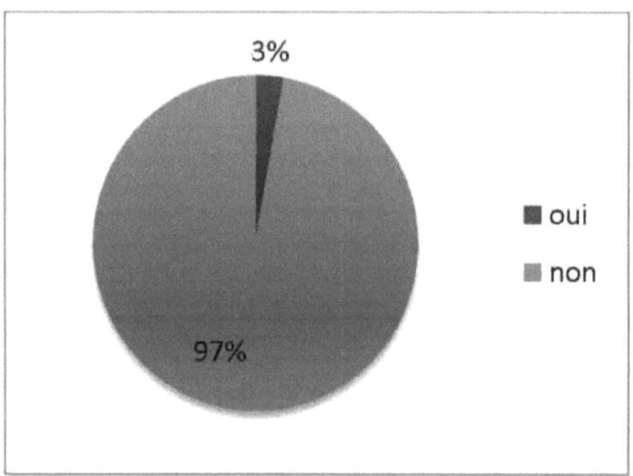


Figura 6: Repartição das mulheres por hábitos nocivos

## 2. Antecedentes obstétricos e de amamentação

### 2.1. Paridade

A população era composta por 38,3% de paucipares, 33,9% de primíparas e 27,8% multíparas (Figura 7).

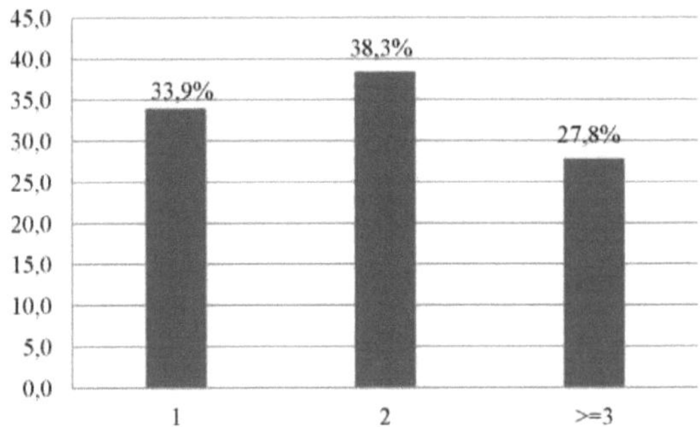

Figura 7: Repartição das mulheres por paridade

### 2.2. História de amamentação

Nas pacientes que já tinham tido filhos vivos, 96,6% das mulheres amamentaram, enquanto 3,4% não amamentaram (Figura 8).

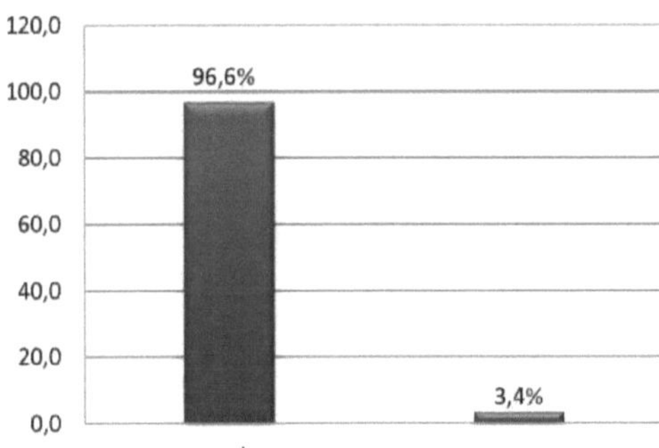

Figura 8: História de amamentação

### 2.3. Duração da amamentação anterior

Mais de metade das mulheres amamentaram os seus bebés entre os 6 meses e 1 ano (53%) (Figura 9).

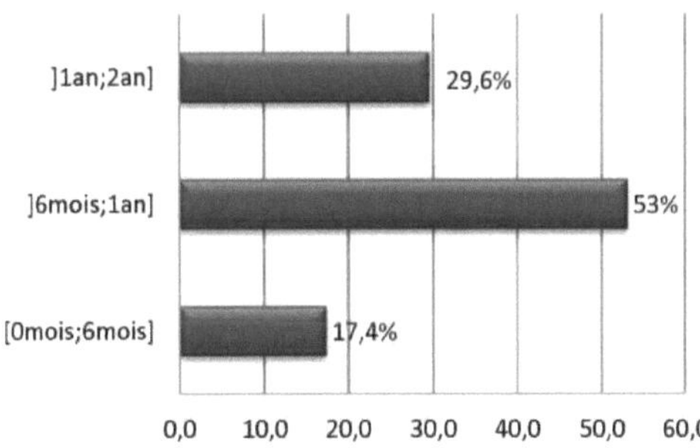

Figura 9: Duração do aleitamento materno anterior

### 2.4. Dificuldades durante a experiência anterior de amamentação

As dificuldades anteriores foram referidas por 88 mulheres (73,9% das mulheres com experiência em aleitamento materno). A dificuldade mais comum foi a insuficiência de leite (22,7%) (Figura 10).

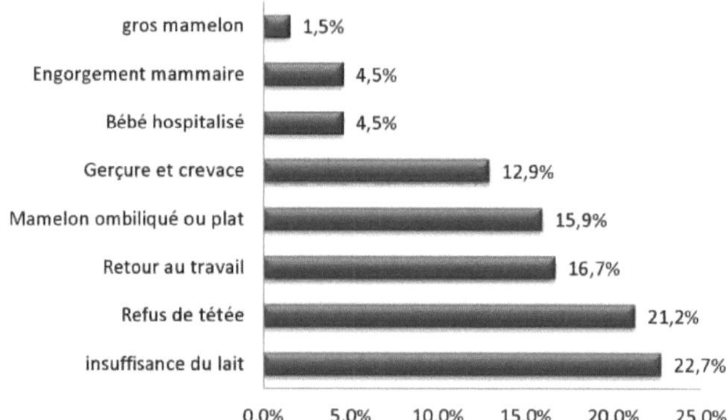


**Figura 10: Obstáculos à experiência anterior de aleitamento materno**

### 2.5. Nível de satisfação das mulheres com a sua experiência de amamentação anterior

As mulheres que estavam moderadamente satisfeitas com as suas experiências de amamentação representavam 68,7% da população (Figura 11).

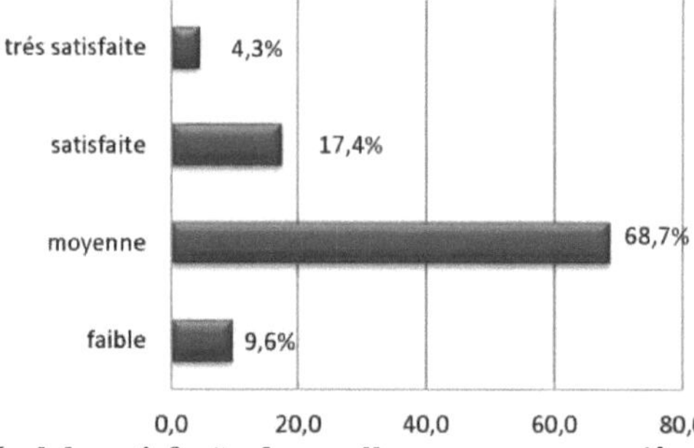


**Figura 11: Nível de satisfação das mulheres com a experiência anterior de aleitamento materno**

## 3. Gravidez atual

### 3.1. Cuidados pré-natais

No nosso estudo, 93% das mulheres tinham monitorizado a sua gravidez (Figura 12).

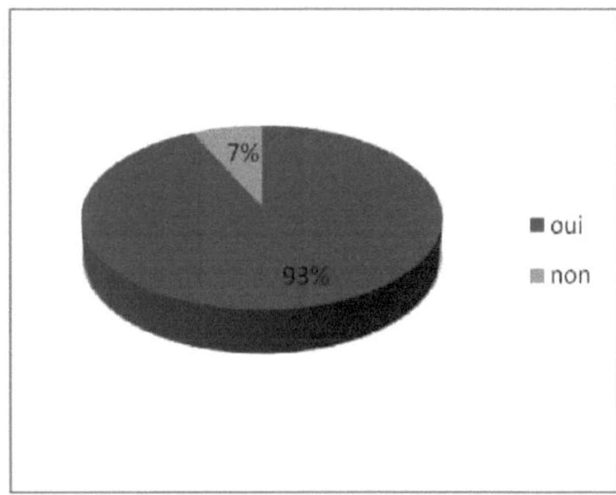


**Figura 12: Cuidados pré-natais**

### 3.2. Coordenador da gravidez :

Mais de metade das mulheres (60%) tinha seguido a sua gravidez com um ginecologista (Figura 13).

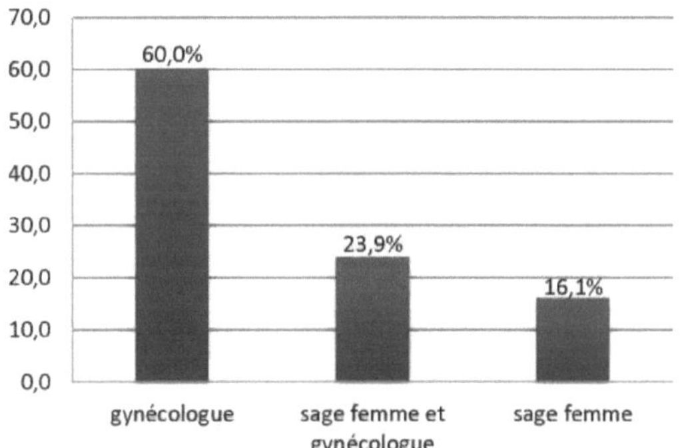


**Figura 13: Gestor de monitorização**

### 3.3. Método de entrega

As mulheres que deram à luz por via vaginal representaram 68% da série (Figura 14).

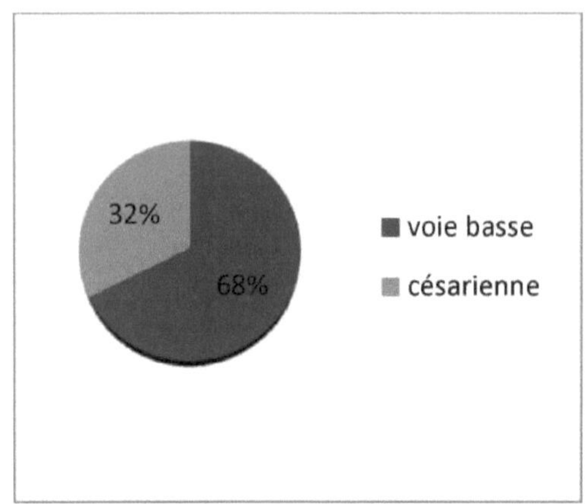


**Figura 14: Modo de entrega**

### 3.4. Prazo de entrega

O parto prematuro foi registado em 8% dos casos (Figura 15).

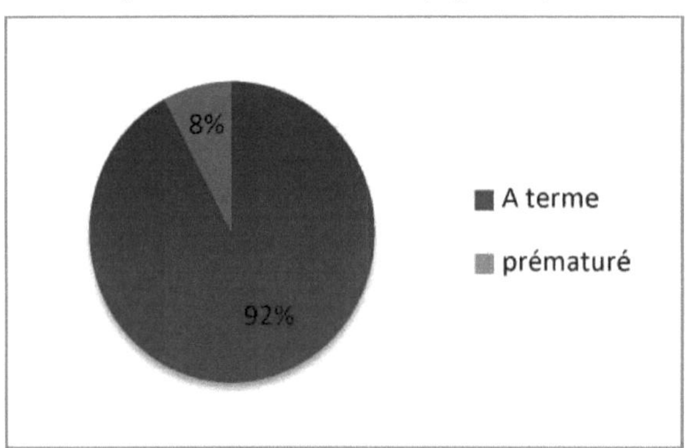


**Figure 15: terme d'accouchement**

### 3.5. Número de crianças entregues

Os nascimentos de gémeos representaram 2,8% dos casos (Figura 16).

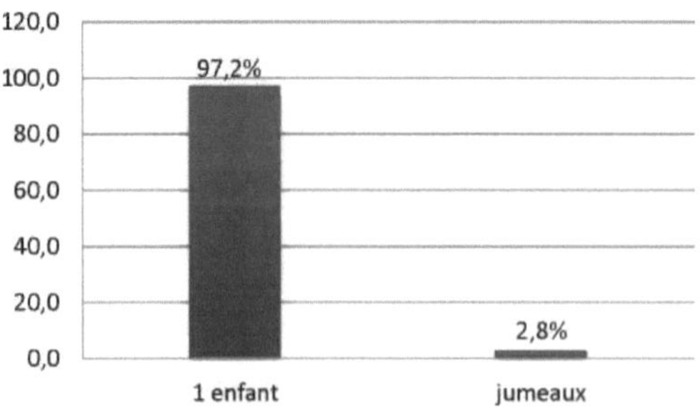

**Figura 16: Número de bebés nascidos**

### 3.6. Peso à nascença

Os recém-nascidos com um peso à nascença entre 2500g e 4000g representaram 85% dos casos. (figura 17)

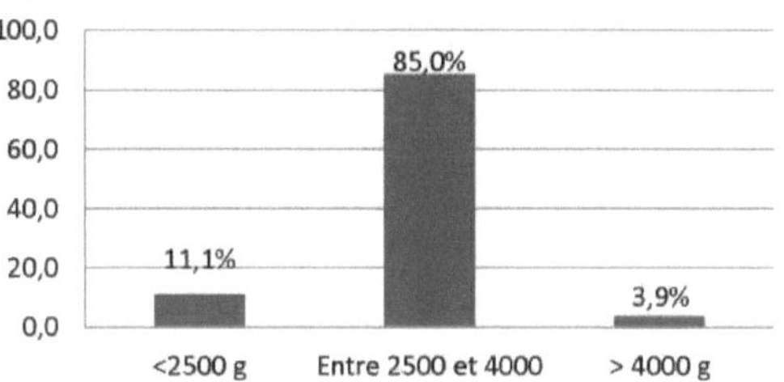


g

**Figura 17: Peso à nascença**

## 4. Experiência atual em aleitamento materno

### 4.1. Educação para o aleitamento materno

Mais de metade das mulheres (60%) não tinha recebido educação pré-natal sobre aleitamento materno (Figura 18).

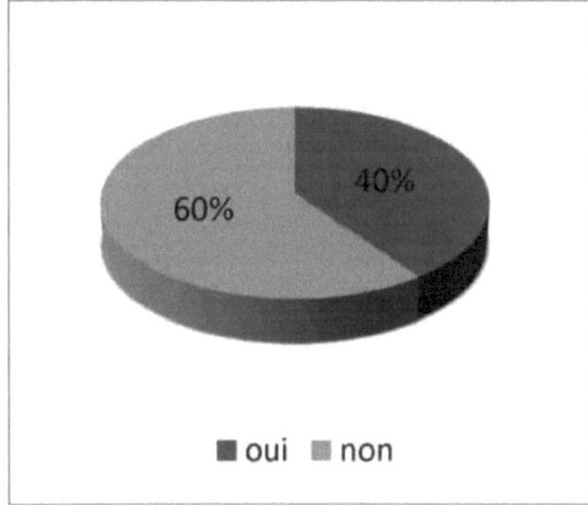


**Figura 18: Educação para o aleitamento materno**

### 4.2. Fontes de informação

Na nossa população, a Internet foi a principal fonte de informação sobre aleitamento materno (34,2%). A parteira foi a segunda fonte (28,4%). (Figura 19)

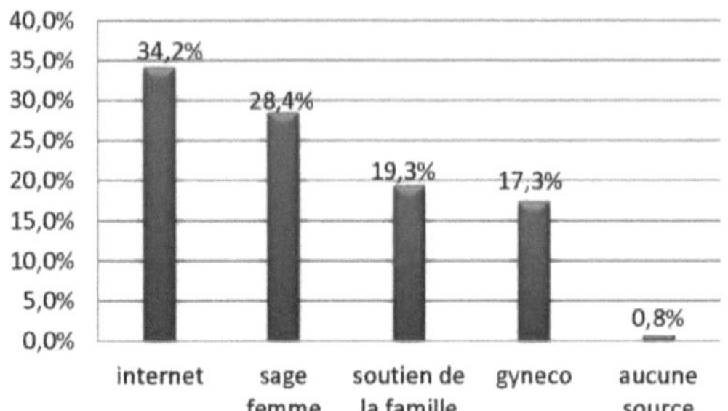


**Figura 19: Fontes de informação sobre aleitamento materno**

### 4.3. Intenção de amamentar

No nosso estudo, a ausência de intenção de amamentar foi observada em apenas 8% dos casos. (figura 20)

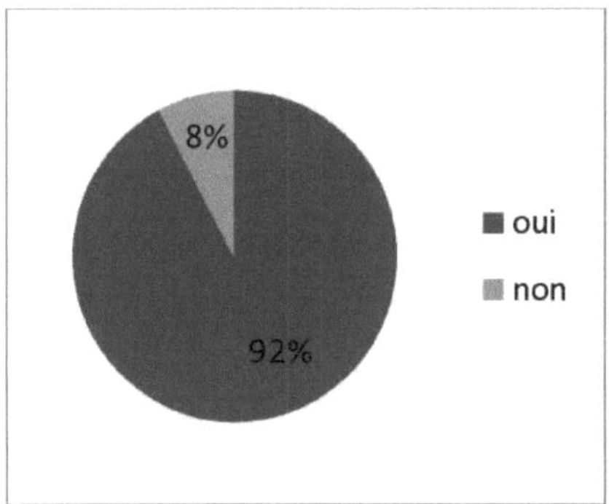


**Figura 20: Intenção de amamentar**

### 4.4. Método de amamentação planeado

As mulheres que pretendiam amamentar exclusivamente os seus bebés representavam 67% dos casos. (figura 21)

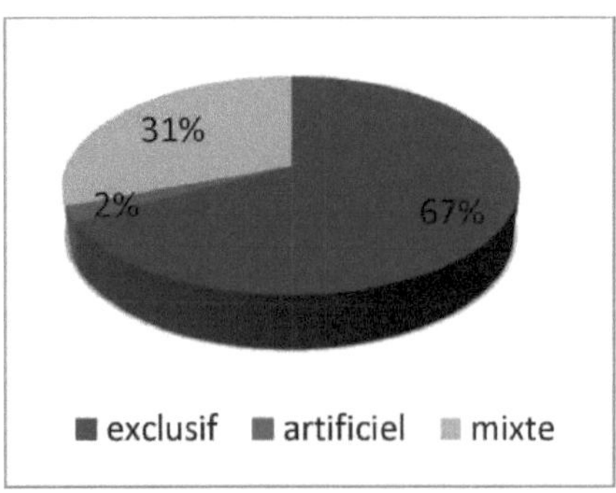

**Figura 21: Método de amamentação planeado**

## 4.5. Duração prevista do aleitamento materno

Na nossa população, a duração esperada do aleitamento materno, superior a 6 meses, foi registada em 82,7% dos casos. (figura 22)

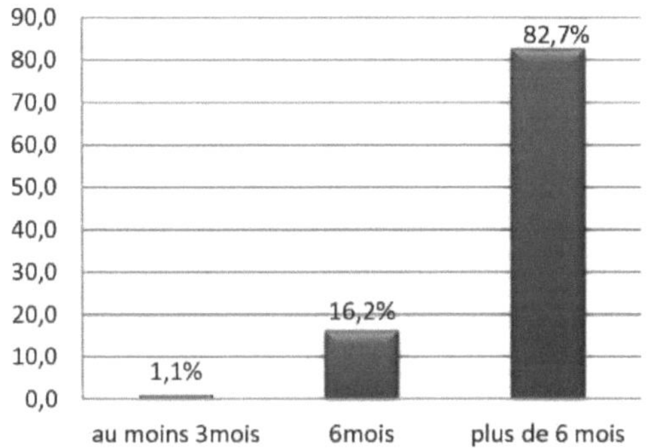


**Figura 22: Duração prevista do aleitamento materno**

## 4.6. Introdução ao aleitamento materno hoje

Na nossa população, 87% das mulheres tinham começado a amamentar os seus bebés, enquanto 13% não o tinham feito (Figura 23).

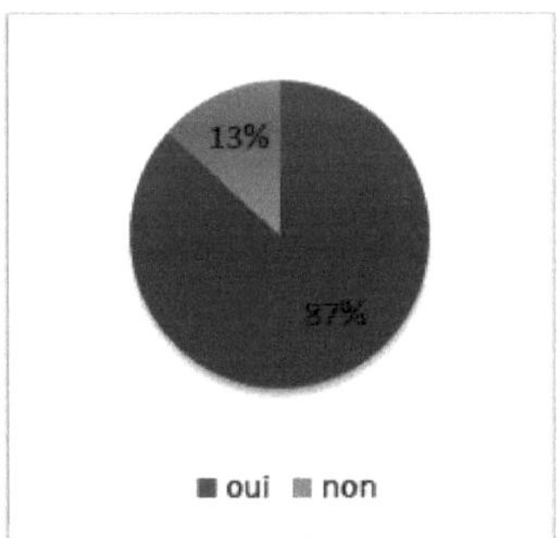


**Figura 23: Introdução ao aleitamento materno atualmente**

## 4.7. Razão para não estar a amamentar atualmente

As dificuldades com a amamentação atual foram encontradas por 23 mulheres (13%). As dificuldades encontradas são apresentadas na Figura 24.

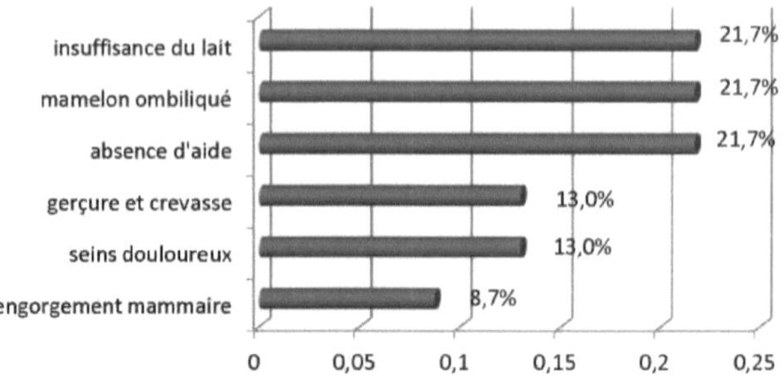


**Figura 24: Razões para não estar a amamentar atualmente**

### 4.8. Hora da primeira amamentação

Quase metade das mulheres tinha começado a amamentar 2 horas após o parto (47,8%). O tempo médio foi de 3,23 horas, com um desvio padrão de 2,344 [4 - 16 horas]. (Figura 25)

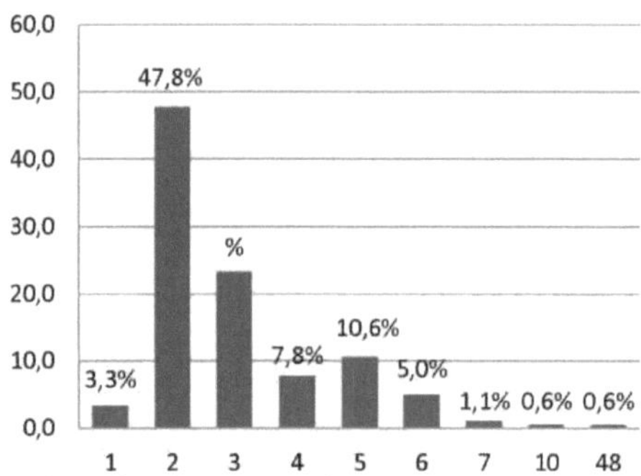


**Figura 25: Momento da primeira amamentação**

### 4.9. Introdução do leite artificial

O leite artificial foi introduzido em 57% dos casos (Figura 26).

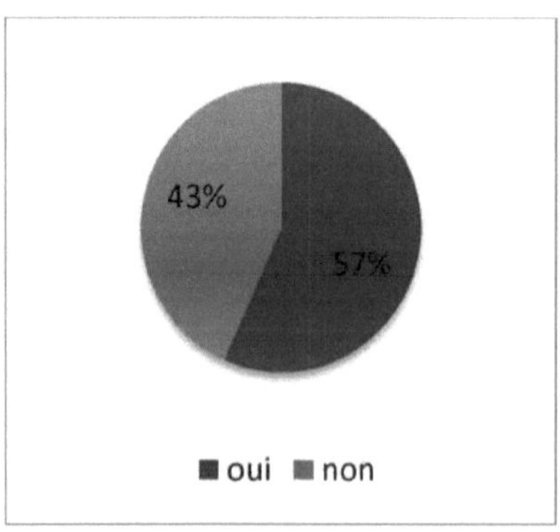

**Figura 26: A introdução do leite artificial**

### 4.10. Ajuda à amamentação

Cerca de 23% tinham recebido ajuda à nascença, enquanto 71% não tinham encontrado qualquer ajuda. (Figura 27)

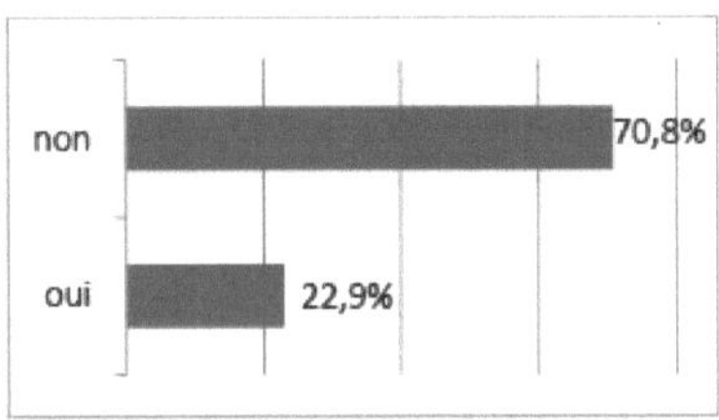


**Figura 27: Ajuda à amamentação**

## 5. Conhecimento das mulheres sobre o aleitamento materno

### 5.1. Pontuação dos conhecimentos das mulheres sobre aleitamento materno

Na nossa população: (Figura 28)

- Metade das mulheres tinha uma boa pontuação de conhecimentos (50%).
- 19% das mulheres tinham uma pontuação média de conhecimentos.
- 19% tinham uma pontuação de conhecimento baixa.
- 12% tinham uma pontuação de conhecimento muito boa.

A média das notas foi de 10,91 e o desvio padrão foi de 2,344.

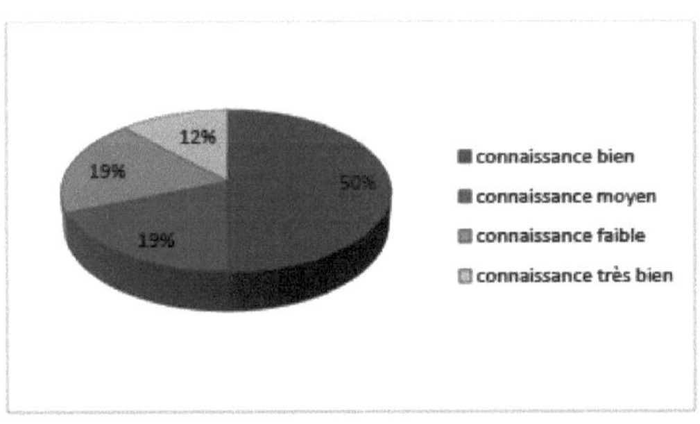


**Figura 28: Pontuação da classe de conhecimentos**

### 5.2. Alimentar o bebé quando a mulher está a trabalhar ou fora de casa

Fora de casa ou no trabalho, 56% das mulheres afirmaram que dariam leite em pó ao seu bebé (Figura 29).

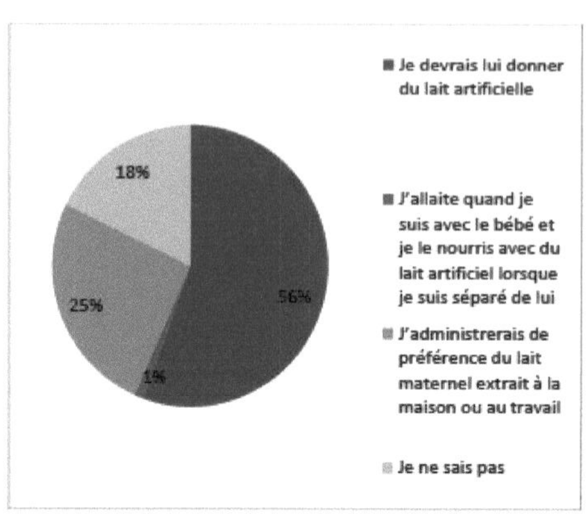


**Figura 29: Alimentação do bebé quando a mulher está a trabalhar ou fora de casa**

**casa**

### 5.3. Prazo de validade do leite materno à temperatura ambiente

Apenas 13% das mulheres sabiam que o leite pode ser mantido à temperatura ambiente durante 4 horas. (figura 30)

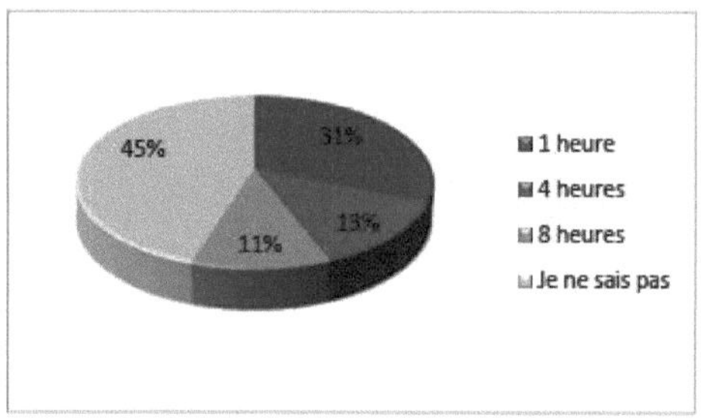


**Figura 30: Prazo de validade do leite materno**

### 5.4. Como parar de amamentar no final de uma mamada

Na nossa população, apenas 37% das mulheres sabiam que a amamentação tinha de ser interrompida introduzindo um dedo na boca do bebé para libertar o mamilo (Figura 31)

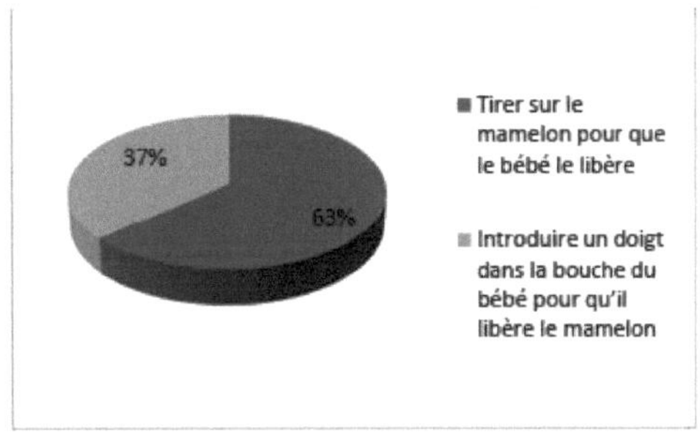


**Figura 31: Como parar de amamentar no final de uma mamada**

## 5.5 Posições de amamentação

Os doentes estavam mais familiarizados com a posição de Madonna (62,8%). (figura 32)

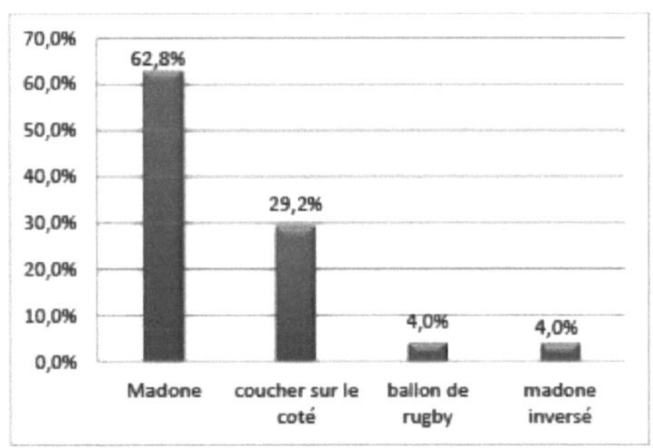


**Figura 32: Posições de amamentação**

## 6. Pontuação de auto-eficácia das mulheres para a amamentação

J Na nossa população, a pontuação média foi de 50,59, com uma pontuação mínima de 25 e uma máxima de 68.

J O desvio-padrão foi de 8,507.

## 7. Sugestões das mães que amamentam para a educação sobre o aleitamento materno

### 7.1. O método de educação para o aleitamento materno

A educação em grupo foi proposta por 62,6% das mulheres, enquanto a educação individual foi proposta por 37,4% das mulheres (Figura 33).

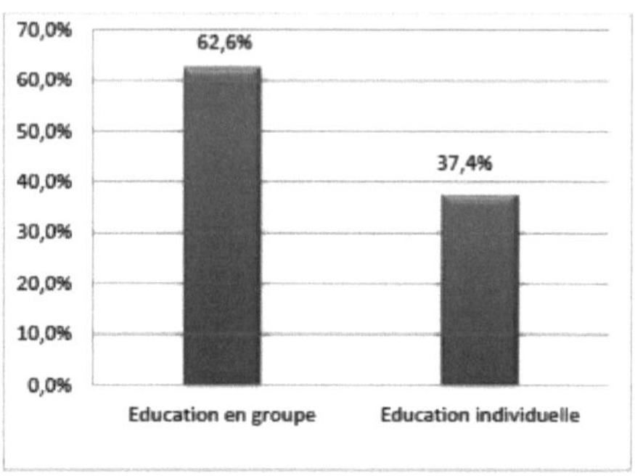


**Figura 33: O método de educação para o aleitamento materno**

### 7.2. Tipo de método de educação para o aleitamento materno

A pega assistida com assistência pós-parto foi o método educativo mais sugerido pelas mulheres (23,2%). (figura34)

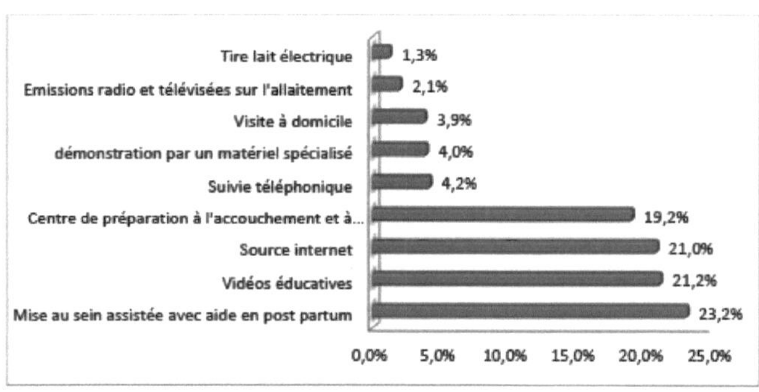


**Figura 34: Tipo de método de ensino**

## 8. *Estudo analítico*

### 1. Factores associados ao nível de conhecimentos das mulheres que amamentam sobre o aleitamento materno

No estudo analítico, os factores significativamente associados à pontuação de conhecimentos foram a idade (**p=0,01**), o nível de educação (**p=0,01**), as fontes de informação (**p=0,03**) e a introdução de leite artificial (**p=0,03**).

**Tableau I: Nível conhecimento das mulheres que amamentam de acordo com os dados sócio-demográficos**

| Variáveis | Conhecimento médio | Desvios- | P (valores) |
|---|---|---|---|

| | | | padrão | |
|---|---|---|---|---|
| Idade | Menos de 25 anos | 10,63 | 2,385 | |
| | Entre 25 e 35 anos de idade | 11,32 | 2,135 | **0,01** |
| | Mais de 35 anos | 10 | 2,671 | |
| Origem | Urbano | 11,15 | 2,214 | |
| | Rural | 10,71 | 2,434 | 0,2 |
| Paridade | 1 | 11,30 | 2,201 | |
| | 2 | 10,62 | 2,408 | 0,2 |
| | >=3 | 10,82 | 2,408 | |
| Profissão | Sim | 10,52 | 2,393 | |
| | Não | 11,05 | 2,317 | 0,1 |
| Nível de estudos | Primário | 9,08 | 2,597 | |
| | Secundário | 10,94 | 2,379 | **0,01** |
| | universidade | 11,20 | 2,122 | |

**Tableau II: Níveis de conhecimento das mulheres que amamentam de acordo com os dados da gravidez atual**

| Variáveis | | Média Conhecimento | Desvios-padrão | P (valores) |
|---|---|---|---|---|
| Cuidados pré-natais | Sim | 10,87 | 2,350 | 0,5 |
| | Não | 11,31 | 2,323 | |
| Diretor controlo | Ginecologista | 10,91 | 2,417 | 0,9 |
| | Parteira | 10,97 | 2,179 | |
| | Parteira e ginecologista | 10,86 | 2,315 | |

**Tableau III: Níveis de conhecimento das mulheres que amamentam de acordo com os dados actuais sobre o aleitamento materno**

| Variáveis | | Conhecimento médio | Desvios-padrão | P (valores) |
|---|---|---|---|---|
| Educação pré-natal | Sim | 10,89 | 2,261 | |
| | Não | 10,92 | 2,408 | 0,9 |
| Fontes de informação | Parteira | 11,05 | 2,341 | |
| | ginecologista | 10,87 | 2,497 | |
| | Internet | 11,17 | 2,172 | **0,03** |
| | apoio à família | 11,57 | 2,221 | |
| | Nenhuma fonte | 8,00 | 1,000 | |
| Método | Exclusivo | 11,02 | 2,344 | |

| | | | | |
|---|---|---|---|---|
| amamentação planeado | Artificial | 10,00 | 2,160 | 0,4 |
| | Misto | 10,67 | 2,350 | |
| Intenção de amamentar | Sim | 10,98 | 2,340 | 0,2 |
| | Não | 10,21 | 2,359 | |
| Duração prevista aleitamento materno | Menos de 6 meses | 8,00 | 1,932 | |
| | 6 meses | 10,69 | 2,163 | 0,1 |
| | Mais de 6 meses | 10,97 | 2,654 | |
| Amamentação anterior | Sim | 10,71 | 2,405 | |
| | Não | 10,50 | 2,417 | 0,8 |
| Introdução ao aleitamento materno | Sim | 10,95 | 2,294 | |
| | Não | 10,63 | 2,683 | 0,5 |
| Introdução do leite artificial | Sim | 10,49 | 2,367 | **0,03** |
| | Não | 11,23 | 2,261 | |
| Assistência e apoio ao parto | Sim | 11,25 | 1,966 | |
| | Não | 10,78 | 2,450 | 0,2 |

## 2. Factores associados à auto-eficácia da amamentação em mulheres que amamentam

No estudo analítico, os factores significativamente associados ao score de auto-eficácia foram o acompanhamento pré-natal (**p=0,02**), a experiência de amamentação (**p<0,001**), o nível de satisfação com a experiência anterior de amamentação (**p<0,001**), a assistência e apoio ao parto (**p=0,04**) e o método de amamentação planeado (**p=0,001**).

**<u>Tableau IV:</u> Níveis de auto-eficácia das mulheres que amamentam de acordo com os dados sócio-demográficos**

| Variáveis | | Auto-eficácia média | Desvios-padrão | P (valores) |
|---|---|---|---|---|
| Idade | Menos de 25 anos | 51,54 | 9,107 | |
| | Entre 25 e 35 anos de idade | 50,51 | 8,510 | 0,5 |
| | Mais de 35 anos | 49,35 | 7,583 | |

| | | | | |
|---|---|---|---|---|
| Origem | Urbano | 51,05 | 8,487 | |
| | Rural | 50,23 | 8,549 | 0,5 |
| Paridade | 1 | 51,05 | 9,989 | |
| | 2 | 50,65 | 8,062 | 0,7 |
| | >=3 | 49,94 | 7,164 | |
| Profissão | Sim | 50,36 | 7,845 | |
| | Não | 50,68 | 8,776 | 0,8 |
| Nível de estudos | Primário | 49,77 | 5,085 | |
| | Secundário | 49,79 | 7,731 | 0,2 |
| | Universidade | 51,82 | 9,849 | |

**Quadro V: Níveis de auto-eficácia das mulheres que amamentam de acordo com a experiência anterior de amamentação**

| Variáveis | | Auto-eficácia média | Desvios-padrão | P (valores) |
|---|---|---|---|---|
| Experiência de amamentação | Bom | 54,78 | 5,493 | |
| | média | 50 | 6,743 | **<0,001** |
| | baixo | 43,67 | 11,113 | |
| Nível de satisfação com a experiência antiga | Baixa | 42,62 | 10,206 | |
| | Média | 50,37 | 6,051 | **<0,001** |
| | Satisfeito | 53,30 | 7,841 | |
| | Muito satisfeito | 50,48 | 5,727 | |

**Quadro VI: Níveis de auto-eficácia das mulheres que amamentam de acordo com os dados da gravidez atual**

| Variáveis | | Auto-eficácia média | Diferenças tipos | P (valores) |
|---|---|---|---|---|
| Cuidados pré-natais | Sim | 51,00 | 8,282 | |
| | Não | 45,31 | 9,911 | **0,02** |
| Pessoa responsável pelo controlo | Ginecologista | 50,70 | 8,358 | |
| | Parteira | 50,00 | 9,610 | 0,9 |
| | Parteira e ginecologista | 50,70 | 8,285 | |
| Número de crianças | 1 | 50,79 | 8,357 | |

| | | | | |
|---|---|---|---|---|
| entregue | Gémeos | 43,40 | 11,589 | 0,06 |
| **Peso à nascença** | **<2500g** | 50,25 | 8,372 | |
| | **Entre 2500g e 4000g** | 50,84 | 8,429 | 0,3 |
| | **>4000g** | 46,00 | 10,520 | |

**Quadro VII: Níveis de auto-eficácia das mulheres que amamentam de acordo com o estado atual de aleitamento materno**

| Variáveis | | Auto-eficácia média | Diferenças tipos | P (valores) |
|---|---|---|---|---|
| **Educação em pré-natal em amamentação maternal** | **Sim** | 51,06 | 7,312 | 0,5 |
| | **Não** | 50,28 | 9,239 | |
| **Fontes de informação** | **Parteira** | 51,33 | 8,594 | 0,4 |
| | **ginecologista** | 51,46 | 7,072 | |
| | **Internet** | 51,29 | 8,187 | |
| | **apoio de a família** | 51,77 | 8,827 | |
| | **Não fonte** | 46,67 | 10,599 | |
| **Intenção de amamentação** | **Sim** | 50,80 | 8,481 | 0,2 |
| | **Não** | 48,07 | 8,731 | |
| **Assistência e apoio ao parto** | **Sim** | 51,29 | 8,922 | **0,04** |
| | **Não** | 48,43 | 8,359 | |
| **Método amamentação planeada** | **Exclusivo** | 52,01 | 8,370 | **0,001** |
| | **Artificial** | 40,50 | 9,539 | |
| | **Misto** | 50,55 | 7,816 | |

# 4 DISCUSSÃO

Neste capítulo, os resultados obtidos são analisados com base na literatura científica.

É importante lembrar que o principal objetivo do estudo era o aleitamento materno exclusivo, propondo um kit de ensino e programas educativos específicos após a identificação dos principais factores que influenciam o conhecimento e a auto-eficácia das mães que amamentam.

No final do estudo, são apresentadas recomendações e uma conclusão.

**1. Caraterísticas da população**

A avaliação dos conhecimentos e da auto-eficácia sobre o AM incidiu, no nosso estudo, sobre 180 mulheres lactantes internadas no serviço de pós-parto precoce do CHU Hedi Chaker Sfax.

A idade média da população era de 31 anos e o desvio-padrão de 5,234. A maior parte da amostra era constituída por mulheres com idades compreendidas entre os 25 e os 35 anos (52,6%), 56% das quais provenientes de zonas rurais. Destas participantes, 88% tinham um nível socioeconómico médio, 72% eram donas de casa e mais de metade tinha o ensino secundário (53%). Das 180 participantes no estudo, 38,3% eram pobres e 68% tinham dado à luz por via vaginal.

A Internet foi a fonte de informação mais frequentemente utilizada (34,2%). Oitenta por cento das mulheres tinham começado a amamentar. Cerca de 48% iniciaram a amamentação 2 horas após o parto. A intenção de amamentar exclusivamente foi registada em 67% das mães. Apesar desta intenção, 57% utilizaram leite artificial antes de saírem da maternidade, sendo a principal razão a insuficiência de leite materno (22,7%). Por outro lado, um estudo de Ayari et al. realizado em Tunes em 2022 mostrou também que 58,5% das mulheres optaram pela co-educação muito cedo e utilizaram leite artificial. A razão mais frequentemente referida para esta opção foi a perceção de que não havia leite suficiente, o que poderia dever-se falta de informação e, por conseguinte, ao risco de desnutrição para os bebés a curto ou longo prazo. É por isso que seria imperativo dar ainda mais apoio às mulheres que amamentam e ver um maior esforço por parte dos profissionais de saúde para ajudar as mulheres que amamentam, especialmente as primíparas, a ultrapassar as dificuldades encontradas durante a amamentação(10).

## 2. Nível de conhecimento sobre aleitamento materno

Os resultados mostram que metade dos inquiridos (50%) obteve uma boa pontuação em termos de conhecimentos, 19% obteve uma pontuação média, 19% obteve uma pontuação baixa e 12% obteve uma pontuação muito boa.

De facto, vários estudos como o nosso avaliaram os níveis de conhecimento das mulheres que amamentam utilizando o BFKQ-SF. Por exemplo, em Espanha, em 2019, um estudo de Suárez-Cotelo et al. mostrou que mais de metade (55%) das mulheres tinham um bom nível de conhecimento, 25,5% tinham uma pontuação neutra e 19,5% tinham um nível baixo (11). Além disso, de acordo com Karimi et al, as pontuações de conhecimento das mulheres iranianas estavam próximas do nosso estudo. No total, 5%, 43,8%, 42,5% e 7,8% das mães, respetivamente, tinham um nível conhecimento baixo, médio, bom e muito bom sobre o aleitamento materno (12). Outro estudo semelhante ao nosso, realizado em 2024, revelou uma média de 51% de conhecimentos sobre o AOS (13).

No entanto, os nossos resultados foram inconsistentes com os de um estudo multicêntrico realizado em 2017 entre mulheres hospitalizadas em 5 centros de maternidade e neonatologia na Tunísia: Sfax, Sousse, Monastir e os Hospitais Militares de Tunes e Mahdia. A maioria das mulheres (85,7%) tinha bons conhecimentos sobre a AOS(14). Neste inquérito nacional, as mulheres multíparas obtiveram pontuações mais elevadas do que as primíparas (p=0,018), ao passo que, no presente estudo, a correlação não foi significativa com a paridade. Esta correlação poderia explicar os níveis médios de conhecimento do nosso estudo, uma vez que a percentagem de mulheres multíparas foi de apenas 27,8% da nossa amostra.

Por outro lado, um estudo efectuado na Tunísia por Ayari et al. em 2022(4) mostrou que o conhecimento sobre o aleitamento materno era inadequado em 76,4% dos casos. Estes conhecimentos inadequados referiam-se, nomeadamente, aos sinais de sucção efectiva, aos sinais de excitação do recém-nascido, à subida do leite e à alimentação da mulher que amamenta. Isto explica-se pela falta de atividade profissional da mãe.

## 3. Factores associados ao nível de conhecimento das mulheres que amamentam sobre o aleitamento materno

factores que foram significativamente associados ao nível de conhecimento foram: idade **(p=0,01)**, nível de educação **(p=0,01)**, fontes de informação **(p=0,03)** e a introdução de leite artificial **(p=0,03).**

Verificou-se uma associação entre o nível de conhecimentos e a idade dos participantes **(p=0,01)**. As mães com idades compreendidas entre os 25 e os 35 anos registaram o nível médio de conhecimentos mais elevado, com 11,32, enquanto as mães com idades compreendidas os 25 e os 35 anos registaram o nível médio de conhecimentos mais baixo.

Resultados semelhantes aos do nosso estudo, de acordo com vários autores, Al-Kordi et al, Al-Shehri et al e Al-Madani et al, no oeste da Arábia Saudita (Saudi em 2014) descobriram que as mães com menos de 25 anos tinham menos conhecimentos sobre amamentação e amamentavam menos do que as outras mulheres(15).

± Da mesma forma, outro estudo realizado em Bamako, Mali, em 2014, mostrou que havia uma relação significativa entre o nível de conhecimento das mulheres que amamentam e a idade, com uma média idade 26,86 6,44 **(p=0,01)** (16). No entanto, outros estudos não mostraram uma relação entre o nível de conhecimentos e a idade (p=0,09) (4).

**Estes resultados mostram que :**

**Quando as mães atingem uma certa idade e se tornam mais maduras, tomam consciência dos efeitos do AM para si próprias e para os seus filhos, especialmente se já amamentaram anteriormente.**

O nível de conhecimentos das mães que amamentam no nosso estudo foi significativamente associado ao nível de escolaridade **(p=0,01).** As mães com formação universitária apresentaram o nível médio de conhecimentos mais elevado.

Os nossos resultados foram semelhantes aos de um inquérito nacional realizado em 2022 na maternidade do Centro Nacional de Maternidade e Neonatologia de Tunes. Este último mostrou que o conhecimento da duração do aleitamento materno exclusivo estava positivamente correlacionado com o nível de escolaridade da mãe; de facto, um nível de escolaridade elevado é um fator regularmente associado a uma maior duração do AM(4). **Estes resultados podem ser explicados pelo facto de as mulheres "emancipadas" e com um bom nível de educação procurarem informar-se sobre todos os assuntos relacionados com a sua saúde**.

No entanto, num outro estudo realizado na Tunísia, verificou-se que as mães dos países em desenvolvimento amamentam mais e durante mais tempo quanto mais baixo for o seu nível de educação. Os recém-nascidos de mães analfabetas tinham 1,9 vezes mais probabilidades de serem amamentados do que aqueles cujas mães tinham sete anos de escolaridade (4). A situação era diferente nos países industrializados. Este fenómeno parece corresponder ao "modelo popular" descrito pela socióloga Séverine Gojard em 2003 (17). Este modelo foi concebido para as mulheres oriundas das classes populares e pouco qualificadas. Baseava-se na predominância da família como fonte de informação e aconselhamento. Assim, neste modelo, a amamentação era representada como um ato natural ligado à noção de prazer, tanto para a mãe como para a criança.

Os nossos resultados mostraram que os níveis de conhecimento das mães que amamentam estavam significativamente associados às fontes de informação **(p=0,04).** As mães que amamentam que tiveram acesso principalmente ao seu círculo familiar tiveram um conhecimento médio de 11,57, e uma média de 11,17 quando utilizaram a Internet. Foi registada uma média de 11,05 quando a fonte de informação foi a parteira e de 10,87 quando a informação foi obtida junto de um ginecologista.

Todos os estudos sobre este tema apresentam um quadro **muito heterogéneo da hierarquia das diferentes fontes de informação.** Alguns estudos mostraram que a principal fonte era o apoio familiar, como foi o caso no Canadá (33,9%), no Brasil (59%) (14) e na Tunísia, num inquérito realizado por Ayari et al. em 2022 no Centro de Saúde Básico Ariana (4). Outros estudos mostraram que a principal fonte era o pessoal de saúde, como foi o caso em França (73,1%), Turquia (67,8%), Nigéria (88%) e Bamako (68,23%) (14).

De facto, o estudo de Blyth et al. em 2022 (4) mostrou uma relação significativa entre a informação e o grau de apoio recebido pelos profissionais de saúde e a duração do aleitamento materno. **Este facto realça a importância de fomentar uma esfera de influência positiva em torno das mulheres que amamentam, uma vez que os profissionais de saúde têm um papel fraco na informação das mulheres sobre o AM. Isto leva-nos a questionar se o pessoal paramédico e médico está a abandonar este papel.**

**Este facto levanta uma série de questões: será que é a carga de trabalho que os obriga a encurtar o tempo de consulta para cada mulher grávida? Ou será que a formação do próprio pessoal é insuficiente?**

Além disso, outros resultados próximos do nosso estudo foram relatados pelos estudos afro-americanos realizados por Duggan e Smith, em 2014 (18), na Universidade da Califórnia em São Francisco, que mostraram que (90%) das mulheres obtêm informações médicas e educativas amamentação e alimentação de recém-nascidos utilizando os meios de comunicação social e um maior acesso à Internet para ajudar a ultrapassar barreiras e encontrar apoio social.

No nosso estudo, houve uma relação significativa entre o nível de conhecimento das mulheres sobre aleitamento materno e a introdução de leite artificial ao nascimento **(p=0,03).** Mais de metade das mães introduziu leite artificial (57%), e estas tinham um nível médio de conhecimentos baixo (10,49). A razão mais frequentemente invocada pelas mães para substituir o leite materno pelo leite artificial insuficiência de leite, que foi o obstáculo mais sentido no período pós-parto (21,7%). Este resultado notável foi registado em várias observações. Na maioria das vezes, esta causa foi associada à cessação prematura do aleitamento materno, entre 2 e 6 semanas(19).

**4. Sentimento de auto-eficácia das mulheres que amamentam em relação ao aleitamento materno**

A confiança das mães que amamentam é um elemento-chave das práticas de aleitamento materno, de acordo com vários estudos efectuados em todo o mundo. A média da pontuação da BSES-SF da nossa população total foi de 50,59, tendo em conta que a BSES-SF utilizada no nosso estudo parece ser uma das escalas mais eficazes atualmente disponíveis para avaliar a confiança das mães na amamentação e tem uma pontuação média de 14 a 70, sendo que pontuações mais altas indicam níveis mais elevados de auto-eficácia.

Os resultados foram considerados satisfatórios no presente estudo, o que pode dever-se ao facto de estas mulheres lactantes terem o desejo de amamentar. Este desejo manifesta-se por uma vontade energética de amamentar e pela recetividade da mãe ao prazer do contacto com o seu bebé, ou pela vontade de amamentar, que é uma faculdade da mente consciente para a decisão de amamentar e que se baseia em informações como o auto-conhecimento e a aprendizagem. Estes dois mecanismos psicológicos, que fazem parte da auto-eficácia, são necessários para o sucesso do projeto de amamentação.

Os escores na Tunísia, em 2017, em um estudo de coorte de mulheres que amamentavam na maternidade do Hospital Universitário Farhat Hached, na cidade de Sousse, foram de 44,88 ± 11,74 em mães que estavam amamentando parcialmente na 8ª semana pós-parto, com uma taxa muito baixa de AME de 7,3%(19). A falta de confiança referida pelas mães para justificar a suplementação ou mesmo a substituição por leite artificial foi a impressão de que o seu leite não era suficiente para alimentar o bebé. O mesmo se verificou na Turquia em 2023. De facto, a pontuação média era muito baixa no primeiro dia pós-parto (32,62 ± 8,82)(20).

No entanto, a média do escore de auto-eficácia foi maior nos países desenvolvidos, particularmente em 2022, no Brasil(21) , quando foi utilizada uma estratégia de intervenção biopsicossocial, que foi o método "mãe canguru", ou seja, o contacto pele a pele entre o bebé prematuro ou de baixo peso e a mãe ou o pai desde o nascimento. O objetivo deste método era incentivar o aleitamento materno e aumentar a autoconfiança da mãe na amamentação.

Além disso, em 2022, na Suécia (22), um estudo realizado por Andreas et al. demonstrou que as mães que amamentavam tinham um bom apoio à amamentação antes de saírem da maternidade, o que resultava numa elevada eficácia da amamentação; além disso, a auto-eficácia melhora a adaptação da mãe ao bebé, e esta adaptação também reforça a auto-eficácia da mãe em relação à amamentação.

## 5. Factores associados à auto-eficácia da amamentação em mulheres que amamentam

No presente estudo, foi encontrada uma relação significativa entre o método de amamentação planeado e o score de auto-eficácia em amamentação **(p=0,001).** A média do escore de auto-eficácia para o aleitamento materno foi significativamente maior entre as mães que amamentaram exclusivamente, sendo que 67% estavam confiantes em continuar amamentando, contra 33% que não estavam confiantes amamentar seus bebês sem suplementação de fórmula, uma vez que a principal causa foi a insuficiência de leite (21,7%), o que também explica o resultado do aleitamento materno exclusivo, com 92% amamentar até os 6 meses de idade.

Em consonância com a vasta literatura, verificou-se uma relação estatisticamente significativa entre as pontuações de auto-eficácia e a continuação do aleitamento materno. Assim, uma baixa pontuação de auto-eficácia em amamentação correlacionada com a amamentação com biberão, uma alta pontuação de auto-eficácia em amamentação foi associada à amamentação exclusiva por um longo período. Na Tunísia, de acordo com Sahli et al. em 2017 (19), a pontuação média de autoeficácia em amamentação foi significativamente maior em mães que amamentaram exclusivamente do que em mães que amamentaram parcialmente ou interromperam a amamentação **(p=0,001).**

Além disso, no Brasil, segundo Souza et al. em 2022 (21), houve relação significativa entre o escore de autoeficácia em amamentar **(p = 0,025)** e a taxa aleitamento materno exclusivo na alta hospitalar.

No nosso estudo, também se verificou uma relação significativa entre o score de auto-eficácia e a experiência positiva anterior de amamentação **(p=0,001)** e o nível de satisfação durante a experiência anterior de amamentação **(p=0,001),** o que pode ser explicado pelo facto de a amamentação fazer parte da história da mulher, actualizando as suas próprias experiências. Além disso, essas mães tinham consciência das dificuldades e foram capazes de superá-las. Como resultado, elas tinham maior confiança em si mesmas e na sua capacidade de amamentar.

Esses resultados foram semelhantes aos estudos de Bandura em 2017, que mostraram que experiências anteriores de amamentação **(p=0,02)** e níveis de satisfação **(p=0,001)** foram significativamente associados a um aumento na autoeficácia (19). Além disso, de acordo com a teoria da auto-eficácia da amamentação de Bandura, a experiência ativa de domínio foi uma das fontes mais influentes da crença auto-eficácia, porque se baseou no domínio pessoal das tarefas a realizar. Quanto mais bem sucedido for um indivíduo na experimentação de um determinado comportamento, maior será a probabilidade de acreditar na sua capacidade pessoal para realizar o comportamento exigido. O sucesso, quando não foi demasiado fácil, reforça a crença eficácia pessoal, enquanto o fracasso reduz este sentimento.

**Isto mostra que :**

**Uma boa experiência de amamentação anterior, com um nível de satisfação mais elevado, reforça o sentimento de auto-eficácia, uma má experiência de amamentação, com muitas dificuldades na amamentação, reduz este sentimento e incentiva o desmame precoce.**

Os resultados do nosso estudo mostraram que uma mãe que recebeu apoio pós-parto (22,9%) teve maior auto-eficácia na amamentação **(p=0,04),** ou seja, um bom apoio à amamentação dá à mãe maior auto-eficácia na amamentação, **o que indica que os profissionais de saúde, os cuidadores e a família devem visar a auto-eficácia das mães que amamentam, a fim de melhorar as taxas de amamentação**.

Estudos semelhantes efectuados por Andreas et al. em 2022 no Hospital Universitário Sueco mostraram que o apoio adequado ao aleitamento materno teve um impacto positivo na confiança das mães que amamentam em encorajar o aleitamento materno **(p=0,01)**. (22)

**Estes resultados mostram que :**

**Para melhorar o aleitamento materno, é necessário criar programas de apoio às mulheres que amamentam. Além disso, o apoio ao aleitamento materno deve fazer parte dos exames médicos de rotina.**

Em nosso estudo, escore médio de autoeficácia para amamentar foi significativamente maior nas mulheres que monitoraram suas gestações **(p=0,02)**. Isto foi semelhante um estudo realizado em França em 2015 na maternidade do Hospital Jeanne-de-Flandre do Hospital Universitário de Lille, que mostrou que a pontuação média de autoeficácia foi significativamente maior, especialmente nos grupos de mães que amamentaram pela primeira vez e que participaram em sessões de educação pré-natal **(p=0,004)**(23)**.**

**Isto mostra que :**

**Os cuidados pré-natais e as sessões de educação sobre aleitamento materno para o casal aumentam a confiança materna e reduzem o risco de desmame precoce.**

No nosso estudo, não houve relação significativa entre o peso do recém-nascido e o escore de auto-eficácia para amamentar **(p>0,05)**. Por outro lado, no Brasil, estudos realizados por Souza et al. em 2022 (21) mostraram uma relação significativa entre o peso do recém-nascido e a auto-eficácia das mães em amamentar **(p=0,04)**, uma vez que o estudo foi realizado em um grupo vulnerável, composto por recém-nascidos com peso ao nascer igual ou inferior a 1800g. Este facto não se verificou na nossa população, que era constituída por 85% de recém-nascidos com peso entre 2500g e 4000g.

No que diz respeito ao nível de educação, um estudo tunisino realizado no hospital de Sousse mostrou que existia uma relação significativa entre pontuação média de auto-eficácia na amamentação e o nível de educação da mãe **(p=0,02**) (19). Na nossa população, quanto maior o nível de escolaridade, maior a pontuação de auto-eficácia, mas a relação não foi estatisticamente significativa **(p=0,2)**. Estudos demonstraram que níveis mais elevados de educação materna têm sido sistematicamente associados a uma maior duração do aleitamento materno nos países desenvolvidos, enquanto que nos países em desenvolvimento foi demonstrada uma associação negativa (24).

## 6. Métodos de educação para o aleitamento materno

O aleitamento materno precoce e exclusivo é uma estratégia importante para melhorar a saúde das mães e das crianças. No entanto, os objectivos muito longe das recomendações da OMS e da UNICEF AME universal ou quase universal até aos 6 meses, o que deve à falta **de conhecimentos, de informação sobre o aleitamento materno, de confiança na capacidade de amamentar e de apoio ao aleitamento materno.**

tal, devem ser implementadas estratégias de promoção do aleitamento materno baseadas na informação e educação das mulheres que amamentam e que se encontram em maior risco devido ao seu baixo conhecimento e baixa autoestimamelhorar os níveis de conhecimento e as taxas de aleitamento materno.

Em Genebra, a OMS e a UNICEF propuseram uma declaração conjunta sobre as **Dez Condições para o Sucesso do Aleitamento Materno**. O seu objetivo é proteger, encorajar e apoiar o aleitamento materno. Constitui a base da Iniciativa Internacional Hospital Amigo dos Bebés, lançada em 1992. O seu papel consiste reconhecer os hospitais cujos departamentos de maternidade implementaram as dez condições recomendadas.

Assim, a condição número 3, entre as 10 condições da OMS, centrava-se na educação para o aleitamento materno, ou seja, os programas de saúde pública destinados a a educação para a saúde e os conhecimentos sobre o aleitamento materno eram, portanto, essenciais. Além disso, estes programas educativos eram pouco dispendiosos e tinham um forte impacto na saúde infantil e materna, como os meios audiovisuais, que poderiam potencialmente aumentar a adesão ao aleitamento materno no mundo árabe. De facto, estes programas têm um impacto positivo nos conhecimentos, atitudes, autoconfiança e práticas de amamentação entre as mães dos países árabes e, por conseguinte, no aumento da iniciação e duração do aleitamento materno(25).

Além disso, no nosso estudo e graças à pergunta no final do nosso questionário, as mulheres puderam sugerir os tipos e modos de métodos de educação em matéria de aleitamento materno, a fim melhorar os seus níveis de conhecimento e auto-eficácia para uma prática bem sucedida. O método de educação mais popular foi a educação em grupo (64,6%), e os tipos de métodos de educação mais populares foram a pega assistida com ajuda pós-parto (23,2%), vídeo educativo (21,2%), fonte da Internet (21%), centro de preparação para o parto e amamentação (19,2%).

Estes métodos revelaram-se eficazes no domínio do aleitamento materno. De facto, os resultados de um estudo realizado por Elden et al em 2022 mostraram que as tecnologias digitais e os meios de comunicação social o acesso à prestação de cuidados de saúde, em particular a promoção do aleitamento materno(26).

De facto, de acordo com Alnasser et al em 2018, as evidências globais mostraram que as intervenções de saúde móvel (mHealth), dada a utilização generalizada de telemóveis, melhoram significativamente o aleitamento materno exclusivo. Do mesmo modo, de acordo com Dinour, outro estudo realizado em 2022 (20) destacou o facto de 57% das mães utilizarem uma aplicação móvel para a alimentação do seu bebé e de as mães que utilizavam aplicações móveis terem uma taxa mais elevada de amamentação exclusiva. Além disso, verificou que a maioria das mães utilizava a aplicação para monitorizar diferentes aspectos da alimentação do bebé, tais como as horas de início e fim da amamentação, a duração total da amamentação e o número e quantidade de mamadas regulares(27).

Além disso, de acordo com Öksüz , em 2021 (20), estudou o impacto do apoio ao aleitamento materno assistido por WhatsApp nos resultados do aleitamento materno. Verificou que **a pontuação média de auto-eficácia** no aleitamento materno foi significativamente **mais elevada** no grupo experimental do que no grupo de controlo até ao segundo mês. Além disso, de acordo com Wu et al. em 2020 (20), um estudo que avaliou a eficácia da utilização do "WeChat", uma das principais plataformas de redes sociais na China, apoiar o aleitamento materno, concluiu que taxa de aleitamento materno foi significativamente mais elevada no grupo experimental (81,1%) do que no grupo de controlo (63,3%) entre 0 e 1 mês após o nascimento. Com base nestes resultados, pode concluir-se que o programa de formação em aleitamento materno baseado numa aplicação móvel permite às mães prevenir e resolver problemas de aleitamento materno através da obtenção da informação correta.

Além disso, de acordo com Wong e colegas em 2021 (20), uma meta-análise concluiu que as intervenções de aleitamento materno baseadas na teoria e com múltiplos componentes, com pelo menos três sessões, através de formação presencial e acompanhamento telefónico durante o período pré-natal e pós-natal, podem ser benéficas para melhorar o aleitamento materno.

## 7. Pontos fortes e fracos

### 1. Destaques

No nosso estudo, a dimensão da amostra foi representativa (180 mulheres que amamentam), o que reflecte as propriedades da nossa população-alvo com um elevado grau de precisão e, por conseguinte, é possível generalizar os resultados.

Também utilizámos escalas que foram traduzidas para árabe e validadas. Estas escalas constituíram uma fonte de informação e conhecimento sobre os benefícios da amamentação e reforçaram o sentimento de auto-eficácia de algumas mulheres que amamentam.

Além disso, o nosso estudo demonstrou a eficácia destas duas escalas (BFQK-SF e BFSE-SF) na identificação de mães em risco de deixar de amamentar. O pessoal da maternidade poderia utilizar estas duas escalas durante a maternidade avaliar os níveis de conhecimento e de auto-eficácia em relação ao aleitamento materno antes da alta.

Além disso, no que diz respeito ao nível do estudo, não só descrevemos a população e identificámos as hipóteses, como também estudámos os factores de risco que influenciam os níveis de conhecimento e os sentimentos de auto-eficácia, o que nos permitiu propor um kit de ensino melhorar a taxa aleitamento materno exclusivo até aos 6 meses, tal como recomendado pela HAS e pela OMS.

Este estudo permitiu-nos igualmente conhecer as expectativas e os pedidos prioritários das pacientes internadas na maternidade do CHU Hedi Chaker Sfax em matéria de aleitamento materno.

### 2. Pontos fracos

O nosso estudo tem algumas limitações, sendo a principal a forma como os participantes foram recrutados; tratou-se de uma seleção não aleatória. Além disso, os participantes foram selecionados de um único hospital universitário e não de vários centros.

Além disso, a duração do estudo foi curta, 1 mês, devido a limitações de tempo, o que pode dificultar uma compreensão aprofundada dos factores associados ao nível de conhecimentos e de auto-eficácia, o que pode influenciar os resultados.

## 8. Recomendações

A OMS e a UNICEF adoptaram uma declaração conjunta intitulada "Dez condições para o sucesso do aleitamento materno"(28) (Anexo C). Estas destinam-se aos serviços de saúde, cujo papel é decisivo no incentivo ao aleitamento materno, e indicam as melhores práticas a utilizar.

Todos os estabelecimentos que prestam cuidados à maternidade e aos recém-nascidos devem :

1- Adotar uma política de aleitamento materno escrita que seja sistematicamente comunicada a todo o pessoal de saúde.

2- Dar a todo o pessoal de saúde as competências necessárias para aplicar esta política.

3- Informar todas as mulheres grávidas sobre os benefícios do aleitamento materno e a forma de o praticar.

4- Ajudar as mães a começar a amamentar os seus filhos meia hora após o nascimento.

5- Mostrar às mães como amamentar e manter a lactação mesmo quando estão separadas dos seus bebés.

6- Não dê aos recém-nascidos qualquer alimento ou bebida que não seja o leite materno, exceto por indicação médica.

7 -. - Deixar a criança com a mãe 24 horas por dia.

8 -1- Incentivar o aleitamento materno a pedido da criança.

9 - i- Não dar às crianças amamentadas tetinas ou chupetas artificiais.

10 -- Encorajar a formação de associações de apoio ao aleitamento materno e encaminhar as mães para essas associações logo que saiam do hospital ou clínica.

Além disso, os estabelecimentos devem recusar-se a aceitar lotes de substitutos do leite materno, biberões ou tetinas, a título gratuito ou a preço reduzido.

Muitos países estão a seguir estas recomendações, desenvolvendo estratégias que combinam :

- Formação de profissionais de saúde apoiar as mães que amamentam
- Campanhas de informação
- O recurso a consultores de lactação

- Grupos de apoio para mães que amamentam

A introdução de intervenções de educação para a saúde sobre aleitamento materno em larga escala não só influencia a taxa início do aleitamento materno, como também aumenta a duração do aleitamento materno exclusivo.

A introdução de intervenções de educação para a saúde sobre aleitamento materno em larga escala não só influencia a taxa início do aleitamento materno, como também aumenta a duração do aleitamento materno exclusivo.

Assim, em resposta aos pedidos educação sobre aleitamento materno das mulheres, e uma vez que a educação através de vídeos ficou em segundo lugar, produzimos um vídeo educativo baseado nos níveis de conhecimento medidos pelo BFKQ e de auto-eficácia medidos pelo BSES-SF, o que representou uma alternativa para o planeamento de intervenções educativas, uma vez que pontuações mais elevadas estão associadas a taxas mais elevadas de AME. Este vídeo responder às perguntas das mulheres e corrigir respostas incorrectas e falsas crenças sobre o aleitamento materno, bem como demonstrar os benefícios do leite materno para a mãe e para a criança, de modo melhorar a taxa AME e a sua duração na Tunísia e a aproximar-se dos objectivos e recomendações da OMS e da UNICEF.

Mas esperamos ter no nosso país centros de preparação para o parto e de amamentação de boa qualidade, com visitas ao domicílio, acompanhamento telefónico e parteiras especializadas no apoio e assistência pós-parto às mulheres e aos seus bebés, como acontece nos países desenvolvidos.

## 5 CONCLUSÃO

O principal objetivo deste estudo foi produzir um kit de ensino sobre aleitamento materno. O objetivo específico era descrever os níveis de conhecimentos e sentimentos de auto-eficácia e explorar os factores associados.

Os resultados do nosso estudo mostraram que as mulheres que amamentam têm níveis muito variáveis de conhecimentos e de auto-eficácia em relação aos vários temas o aleitamento materno. A análise analítica mostrou que existem alguns factores associados ao nível de conhecimento e de auto-eficácia.

O acompanhamento pré-natal, a experiência de amamentação, o nível de satisfação com a experiência anterior de amamentação, a assistência e o apoio no parto e o método de amamentação planeado estão estatisticamente associados aos sentimentos de auto-eficácia. A pontuação do conhecimento está associada ao nível de educação, idade, fontes de informação e introdução de leite artificial.

Os participantes deste estudo propuseram um suporte audiovisual como um segundo kit de ensino sobre aleitamento materno. Consequentemente, desenvolvemos um vídeo educativo como proposta melhorar o nível de conhecimento e auto-eficácia na amamentação, bem como a continuação do aleitamento materno exclusivo.

Seria, portanto, muito interessante melhorar e criar novos métodos educativos para a promoção do aleitamento materno, de modo a garantir um melhor nível de conhecimento e um maior sentido de auto-eficácia, bem como aumentar taxa de aleitamento materno e conseguir o aleitamento materno exclusivo.

## 6 REFERÊNCIAS


1. Organização Mundial da Saúde [Internet]. 2018. aleitamento materno.
2. Declaração conjunta do Diretor Executivo da UNICEF e do Diretor-Geral da OMS por ocasião da Semana Mundial do Aleitamento Materno [Internet]. 2023.
3. Dubik SD, Yirkyio E, Ebenezer KE. Amamentação nos Cuidados de Saúde Primários: Avaliação das Competências dos Enfermeiros e Parteiras, Formação, Barreiras e Satisfação das Experiências Educativas em Aleitamento Materno no Norte do Gana. Clin Med Insights Pediatr. Jan 2021;15:117955652110107.
4. F. Ayari un,Y. Sdiri a,E. Cherifi a,S. Khemiri a,H. Chouroua _,M. Cheoura _,W. Belhajammar e,A. Karoui b.,MB Channoufi b.,S. Kacem a,R. Achour c. Niveau de connaissance des mères vis-à-vis de l'allaitement maternel à la sortie de la maternité souza. févr 2022;Tome 50(numéro 2):Pages 164-172.
5. Souza RCD, Wolkers PCB, Pereira LA, Romão RS, Medeiros ES, Ferreira DMDLM, et al. A possível relação mediadora promovida pela autoeficácia da amamentação associada ao Método Canguru sobre indicadores de aleitamento materno exclusivo. J Pediatr (Rio J). set 2022;98(5):540-4.
6. Ahmed AH, Rojjanasrirat W. Resultados da amamentação, auto-eficácia e satisfação entre mulheres de baixa renda com bebês de termo tardio, termo precoce e termo completo. J Obstet Gynecol Neonatal Nurs. setembro de 2021;50(5):583-96.
7. Blixt I, Rosenblad AK, Axelsson O, Funkquist EL. A formação em aleitamento materno melhorou a auto-eficácia do profissional de saúde para fornecer apoio ao aleitamento materno baseado em evidências: Um estudo de intervenção pré-pós. Midwifery. outubro de 2023;125:103794.
8. Tamim H, Ghandour LA, Shamsedine L, Charafeddine L, Nasser F, Khalil Y, et al. Adaptação e validação da versão árabe do questionário de conhecimento sobre amamentação infantil entre mulheres libanesas. J Hum Lact. Nov 2016;32(4):682-8.
9. Radwan H, Fakhry R, Boateng GO, Metheny N, Bani Issa W, Faris ME, et al. Tradução e avaliação psicométrica da versão árabe da Breastfeeding Self-Efficacy Scale-Short Form Among Women in the United Arab Emirates. J Hum Lact. Feb 2023;39(1):40-50.

10. F. Ben Slama,1 I. Ayari,2 F. Ouzini,3 O. Belhadj4 e N. Achour. Organização Mundial de Saúde. 2010. Exclusive breastfeeding and mixed breastfeeding: knowledge, attitudes and practices of first-time mothers.

11. Suárez-Cotelo MDC, Movilla-Fernández MJ, Pita-García P, Arias BF, Novío S. Conhecimento sobre aleitamento materno e relação com a prevalência. Rev Esc Enferm USP. 2019;53:e03433.

12. Karimi B, Zarei Sani M, Ghorbani R, Danai N. The Pregnant Mothers' Knowledge About Breastfeeding in Semnan, Iran. Middle East J Rehabil Health [Internet]. 17 de junho de 2014 [citado em 20 de maio de 2024];1(1).

13. Korzeb B, Jabiry-Zieniewicz Z, Szpotanska-Sikorska M, Mazanowska N, Stelmach D, Knap-Wielgus W, et al. Nível de conhecimento das mulheres pós-transplante sobre a amamentação durante a imunossupressão. Transplant Proc. maio 2024;S0041134524001969.

14. Fatma GHARIANI ép. KHARRAT. CONNAISSANCES SUR L'ALLAITTERNEL, ETUDE MULTICENTRIQUE DEUX POPULATIONS : LES FEMMES HOSPITALISEES ET LE PERSONNEL PARAMEDICA [Internet]. [sfax]: Faculté de médecine de Sfax; 2017.

15. Shahbar A. Factores associados ao aleitamento materno no Oeste da Arábia Saudita. 2014;

16. Traoré M, Sangho H, Camara Diagne M, Faye A, Sidibé A, Koné K, et al. Factores associados ao aleitamento materno exclusivo entre mães de crianças de 24 meses em Bamako: Santé Publique. 15 de março de 2014;Vol. 26(2):259-65.

17. Gojard S. L'allaitement, une norme sociale. Spirale. 2003;27(3):133-7.

18. Asiodu IV, Waters CM, Dailey DE, Lee KA, Lyndon A. Aleitamento materno e uso de mídias sociais entre mães afro-americanas pela primeira vez. J Obstet Gynecol Neonatal Nurs. março de 2015;44(2):268-78.

19. Sahli J, Manel M, Dahmène K, Zedini C, Mtiraoui A, Ajmi T. Breastfeeding Selfefficacy and Breastfeeding Outcomes among Tunisian Mothers Delivering in a University Hospital in Sousse (Tunisia). Adv Res. 10 Jan 2017;12(1):1-11.

20. Acar Z, §ahin N. Desenvolvimento de um programa de aleitamento materno baseado numa aplicação móvel e avaliação da sua eficácia. J Pediatr Nurs. Jan

2024;74:51-60.
21. Souza RCD, Wolkers PCB, Pereira LA, Romão RS, Medeiros ES, Ferreira DMDLM, et al. A possível relação mediadora promovida pela autoeficácia da amamentação associada ao Método Canguru sobre indicadores de aleitamento materno exclusivo. J Pediatr (Rio J). set 2022;98(5):540-4.
22. Rosenblad AK, Funkquist EL. A autoeficácia na amamentação prevê como as mães percebem a regulação do estado de seu bebê prematuro. Int Breastfeed J. Dec 2022;17(1):44.
23. Dégrange M, Delebarre M, Turck D, Mestdagh B, Storme L, Deruelle P, et al. As mães confiantes amamentam os seus recém-nascidos durante mais tempo? Arch Pédiatrie. julho de 2015;22(7):708-17.
24. Prandi Perrone RA. Autoeficácia em nutrizes de bebês prematuros. Rev INFAD Psicol Int J Dev Educ Psychol. 3 de agosto de 2021;1(1):363-72.
25. SINTE-PAGNOTTA, Lydie. O nível de conhecimento das mulheres grávidas sobre o aleitamento materno é suficiente para cumprir as recomendações da Organização Mundial de Saúde sobre alimentação infantil? Nas instalações do CHU UCL NAMUR em Dinant e Namur, 2020.
26. Enein BHA, Dodge E, Benajiba N, Mabry RM. Intervenções e programas para promover o aleitamento materno nos países de língua árabe: um estudo de âmbito. 2023;13.
27. Enein BHA, Dodge E, Benajiba N, Mabry RM. Intervenções e programas para promover o aleitamento materno nos países de língua árabe: um estudo de âmbito. 2023;15.
28. Livre [Internet]. 2023. 10 CONDIÇÕES para uma amamentação bem sucedida.

# 7 APÊNDICES

## <u>Apêndice A</u>: Questionário

**Dados sócio-demográficos :**

ý **Idade :** [ 18 ;25ans [ [ 25ans ; 35ans[ [ 35ans ; 45ans[ ý

**Origem :** Urbano

**Nível de estudos** Primário Secundário Universidade ý

**Nível socioeconómico:** Baixo Médio Alto

**Profissão:** sim não **Gestité:.........**

**Filho vivo** Sim Não

**Hábitos nocivos** Sim Não

### > Antecedentes obstétricos e de amamentação :

- □ **Paridade:** primipare □paucipare □multipare
- **Amamentou os seus bebés durante as suas gravidezes anteriores?**

□ Sim: em caso afirmativo, durante quantos meses amamentou;

□ [Meses ;6meses] □ ]6meses ;1ano] □ ]1ano ;2anos]

□ Não

**- Que obstáculos encontrou na sua anterior de amamentação?**

□ Rachaduras e fissuras

□ Regresso ao trabalho

□ Leite insuficiente

□ Recusa de alimentação

□ Mamilo umbilical ou plano

□ Outros

- **Experiência de amamentação:** □ Boa □ Razoável □ Má
- **Nível de satisfação com a experiência anterior de aleitamento materno ;**

□ □ □ Insatisfeito □ Não muito satisfeito Satisfeito Muito satisfeito

**> Gravidez atual :**

- **Acompanhamento da gravidez :**
- **Pessoa responsável pelo acompanhamento :**
- **Modo de parto:** Q parto vaginal Q cesariana
- **Termo do parto:** □ □ □ prematuro de termo
- **Número de crianças entregues:** Щ □ 2 □ mais
- **Peso ao nascer:** □ <2500g □ Entre 2500g e 4000 □>4000g

**> Dados sobre o aleitamento materno atual :**

- **Recebeu alguma formação pré-natal sobre amamentação:** □ sim □ não
- **Que fonte de informação é utilizada para a educação sobre o aleitamento materno?**

□ ginecologista

□ Parteira

□ □ Fonte de clima Apoio da família e do marido □ Nenhuma fonte

□ **- Método de amamentação planeado** Q Exclusivo □ Artificial Misto

**- Duração prevista da amamentação:** □ Pelo menos 3 meses □ 6 meses □ Mais de 6 meses

**- Começou a amamentar o seu bebé :** □ sim □ não

- **Se não, porquê?**

□ gretas e fissuras □ leite materno insuficiente □ ingurgitamento mamário |- mamilo umbilicado seios doridos falta de ajuda

- **Hora da primeira amamentação :**
- **Introduziu o leite artificial?**

□ Sim □ Não

**- Recebeu apoio à nascença para a ajudar a amamentar o seu bebé?**

□ Sim □ Não

## > O conhecimento das mulheres sobre o aleitamento materno :

**- Testar as informações sobre nutrição infantil :**

| | ***Perguntas*** | **Verdadeiro** | **Falso** |
|---|---|---|---|
| 1 | O aleitamento materno tem um papel importante na prevenção da hemorragia pós-parto | | |
| 2 | os bebés amamentados ao peito têm menos probabilidades de sofrer alergias e doenças do que os bebés alimentados com fórmula | | |
| 3 | muitas mães não têm leite suficiente para amamentar os seus filhos | | |
| 4 | Se os seus seios forem pequenos, pode não ter leite suficiente para amamentar o seu bebé. | | |
| 5 | Quanto mais o bebé mamar, mais aumenta a quantidade de leite | | |
| 6 | Os bebés alimentados com leite materno são menos susceptíveis a infecções do que as crianças alimentadas com leite artificial | | |
| 7 | Se a mãe estiver constipada ou com gripe, pode geralmente continuar a amamentar o seu bebé. | | |
| 8 | Não deve amamentar o seu bebé se estiver a planear regressar ao trabalho ou à escola, pois não poderá estar com o seu bebé. | | |

**- Assinale a resposta correta :**

**9 - O melhor alimento para os recém-nascidos é :**

□ leite materno □ leite materno e água Preparação em pó para bebés

**10- não amamentar se :**

□ Nascimento de um gémeo por cesariana |-| Se beber muito álcool

**11- o mamilo de uma mãe que amamenta fica dorido quando :**

□ A posição de amamentação é incorrecta

□ A cor da pele da mãe é clara

□ Era o primeiro bebé que ela amamentava

**12-Quando está a amamentar o seu bebé, a melhor maneira de saber se ele está a beber leite suficiente :**

□ O bebé não chora

□ Ele não chupa a mão depois de acabar de comer

□ 6 ou mais camadas húmidas durante 24 horas

**13-Quando está a amamentar o seu bebé :**

□ Pode recuperar a sua saúde mais facilmente

□ Quase sempre se engorda

□ Pode sentir-se fraca quando alimenta o seu bebé

**14-Se estiver a amamentar o seu bebé:**

- □ Ninguém mais pode ajudá-la com o bebé porque tem de amamentar.
- □ Isto demorará mais tempo do que se desse leite em pó ao seu bebé.
- □ Será muito difícil alimentar o bebé em locais públicos
- □ Nenhuma das opções acima está correta

**15-A amamentação pode causar :**

- □ Seios descaídos
- □ O tamanho dos seus seios aumenta depois de deixar de amamentar
- □ Não há diferença no tamanho e na forma dos seios

**16-Os bebés amamentados precisam de :**

- □ Aleitamento materno exclusivo durante os primeiros quatro a seis meses de vida
- □ Um biberão de leite em pó para bebés por dia
- □ Uma dose diária de água

## - Se trabalha ou está fora de casa, como alimenta o seu bebé?

- □ Devia dar-lhe leite artificial
- □ Dou de mamar quando estou com o bebé e dou-lhe leite artificial quando estou separada dele.
- □ Prefiro administrar o leite materno extraído em casa ou no trabalho
- □ Não sei

## - O leite materno armazenado à temperatura ambiente pode ser conservado :

□ 1h □ 4h [Jh Q Não sei

## - Para parar de amamentar no final da mamada:

- □ Puxar a tetina para a soltar
- □ Introduzir um dedo na boca do bebé para libertar a tetina

## - Que posição adopta quando amamenta?

Madonna □ Madonna invertida □ Bola de râguebiEJ Deitado de lado

## > Auto-eficácia das mulheres em relação ao aleitamento materno :

## - Qual é o seu grau de auto-confiança? Assinale a opção correta:

| | **Não completamente confiante** | **Não muito confiante** | **Confiante por vezes** | **Confiante** | **Muito confiante** |
|---|---|---|---|---|---|
| Posso sempre ter a certeza de que o meu bebé está feliz quando está a ser amamentado | | | | | |
| Posso continuar a amamentar o meu bebé sem utilizar leite em pó como suplemento | | | | | |
| Posso sempre certificar-me de que o bebé está bem | | | | | |
| ligado à tetina durante a alimentação | | | | | |
| Posso sair mesmo que o meu bebé chore | | | | | |
| Posso estar sempre satisfeita com | | | | | |

| | | | | |
|---|---|---|---|---|
| a minha experiência de amamentação | | | | |
| Posso sempre acabar de amamentar o meu bebé no primeiro peito antes de ele mudar para o outro peito. | | | | |
| Posso continuar a satisfazer as necessidades de amamentação do meu bebé | | | | |
| Consigo gerir o tempo dedicado à amamentação | | | | |
| Consigo sempre saber quando o meu bebé acabou de se alimentar | | | | |
| Ainda consigo manter o desejo de amamentar | | | | |
| Ainda consigo tornar a amamentação divertida | | | | |
| Posso continuar a amamentar confortavelmente na presença de familiares | | | | |
| Ainda consigo gerir a amamentação com o mesmo sucesso que outras tarefas relacionadas com a saúde | | | | |
| Posso continuar a amamentar o meu bebé em todas as mamadas | | | | |

**Proposta das mulheres sobre :**

**-O método de educação para o aleitamento materno** :

- □ Educação em grupo
- □ Educação individual

**- Tipo de método de educação para o aleitamento materno :**

- □ Amamentação assistida por uma parteira pós-parto
- □ Vídeos educativos
- □ Aplicação na Internet
- □ Anúncios gratuitos no hospital
- □ Acompanhamento telefónico
- □ Visitas ao domicílio
- □ Outros :

**Obrigado pela vossa participação**

## Apêndice B: Autorização do chefe de departamento

## Anexo C: Dez condições para o sucesso do aleitamento materno definidas pela OMS e pela UNICEF

pela OMS e pela UNICEF

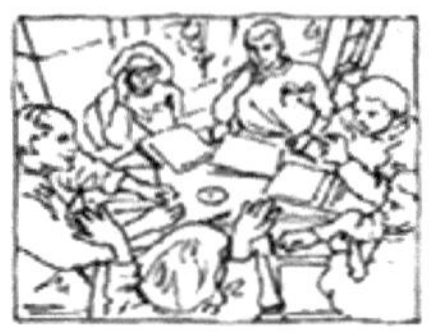

*1. Adotar uma política de aleitamento materno escrita que seja sistematicamente comunicada todo o pessoal de saúde.*

## Critérios de avaliação

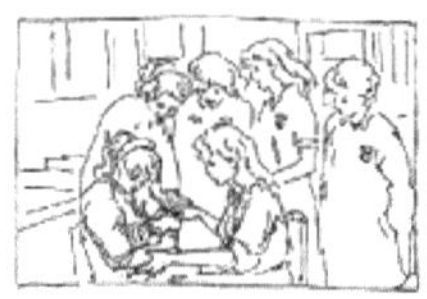

*2. Dar a todo o pessoal de saúde as competências necessárias para aplicar esta política.*

## Critérios de avaliação

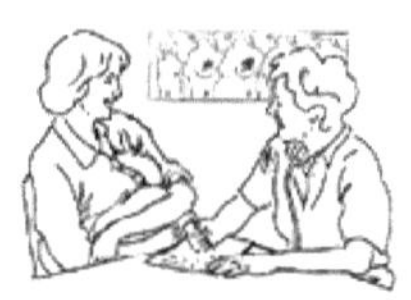

*3. Informar todas as mulheres grávidas sobre os benefícios do aleitamento materno e a forma de o praticar.*

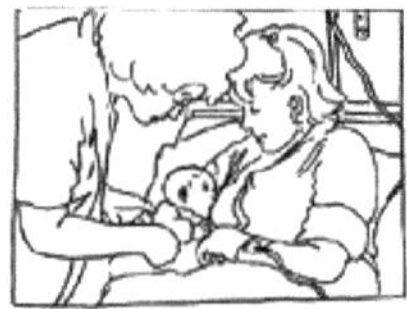

*4. Ajudar as mães a começar a amamentar os seus bebés uma hora após o nascimento.*

## Critérios de avaliação

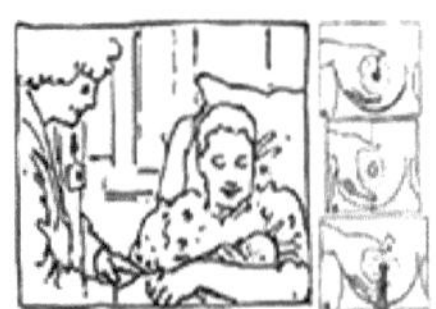

*5. Mostrar às mães como amamentar e como manter a lactação, mesmo que estejam separadas dos seus*

*bebés.*

## Critérios de avaliação

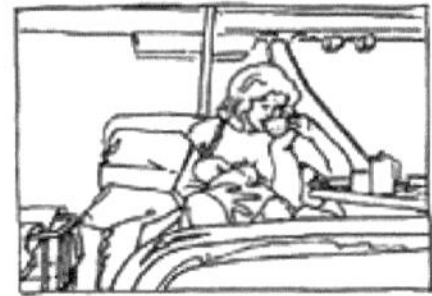

*6. Não dê aos recém-nascidos qualquer alimento ou bebida para além do leite materno, exceto se houver indicação médica.*

## Critérios de avaliação

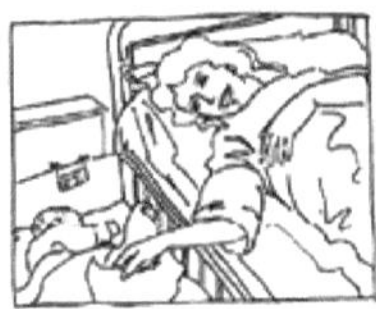

*Praticar a coabitação mãe-filho 24 horas por dia.*

de avaliação

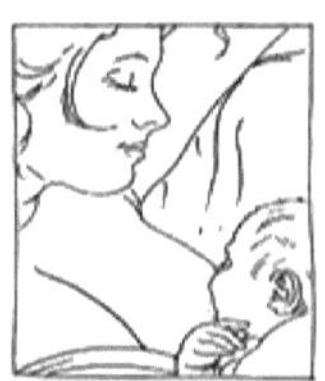

*8. Incentivar o aleitamento materno a pedido da criança e da mãe.*

## Critérios de avaliação

*C9. Não dar chupetas artificiais ou chupetas a crianças amamentadas.*

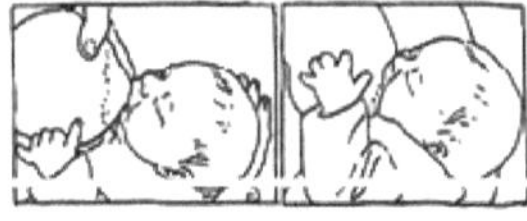

## Critérios de avaliação

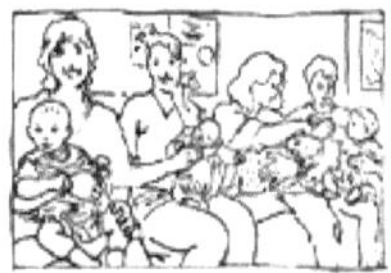

*10. Encorajar a formação de associações de apoio ao aleitamento materno e encaminhar as mães para as mesmas logo que saiam do hospital ou clínica.*

## Critérios de avaliação

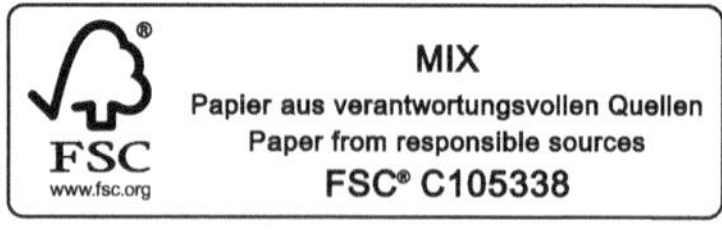


Printed by Books on Demand GmbH, Norderstedt / Germany